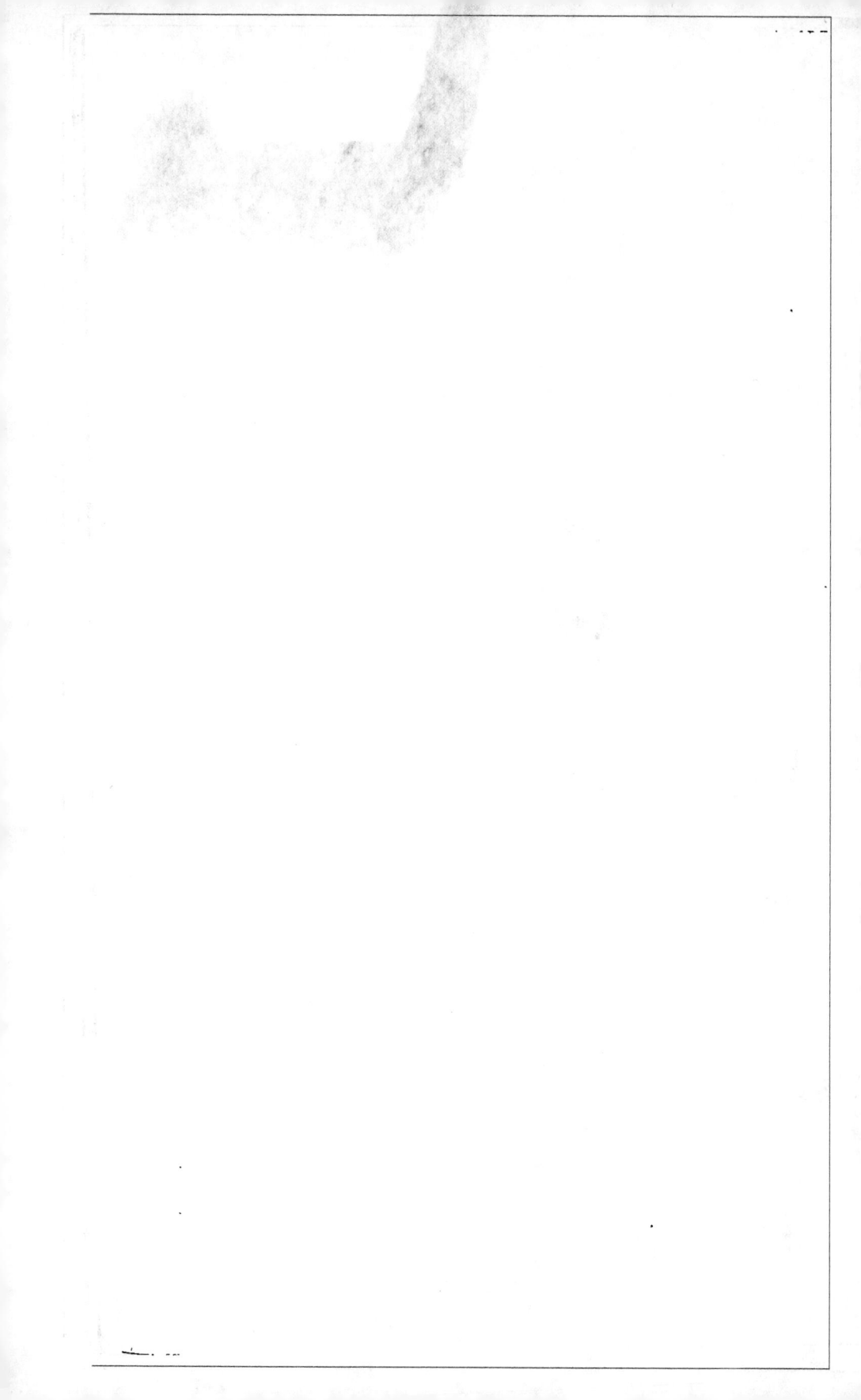

# PETIT GUIDE

# D'HYGIÈNE PRATIQUE

DANS

## L'OUEST AFRICAIN

## Du Docteur P.-Just NAVARRE :

La Presqu'île Ducos. Déportation à l'enceinte fortifiée. — Étude médicale. — Paris, 1879.

Sur l'Hépatite suppurée d'origine tropicale (*Lyon Médical*, mai 1886).

L'Homéopathie et les Homéopathes (Lyon, Georg, éditeur, 1887).

Hygiène et Tuberculose pulmonaire (Mougin-Rusand, 1891).

A propos de l'abbé Kneipp (octobre 1891).

Migraine par auto-intoxication (*Lyon Médical*, mars 1892).

Notes et Rapports (*Passim* et *Bulletin médic. du Dispensaire*).

Une relache a Kœpang (*Bibl. de l'Alliance scientif.*, n° 2, 1892).

Un Dispensaire Lyonnais (Mougin-Rusand, 1892).

La Méthode de Scarenzio-Smirnoff (Mougin-Rusand, 1892).

La Médecine et les Médecins (*Lyon Médical*, 1893).

---

## EN PRÉPARATION :

Manuel d'Hygiène coloniale.

# PETIT GUIDE

# D'HYGIÈNE PRATIQUE

## DANS L'OUEST AFRICAIN

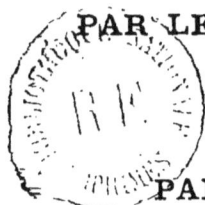

PAR LE Dr Charles **SCOVELL GRANT**

TRADUIT ET ANNOTÉ

PAR LE Dr P.-Just **NAVARRE**

Ex-Médecin de la Marine

DEUXIÈME ÉDITION

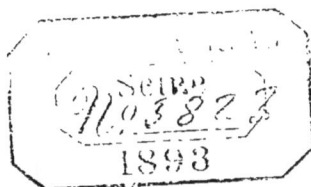

PARIS

OCTAVE DOIN, ÉDITEUR

8, PLACE DE L'ODÉON, 8

1893

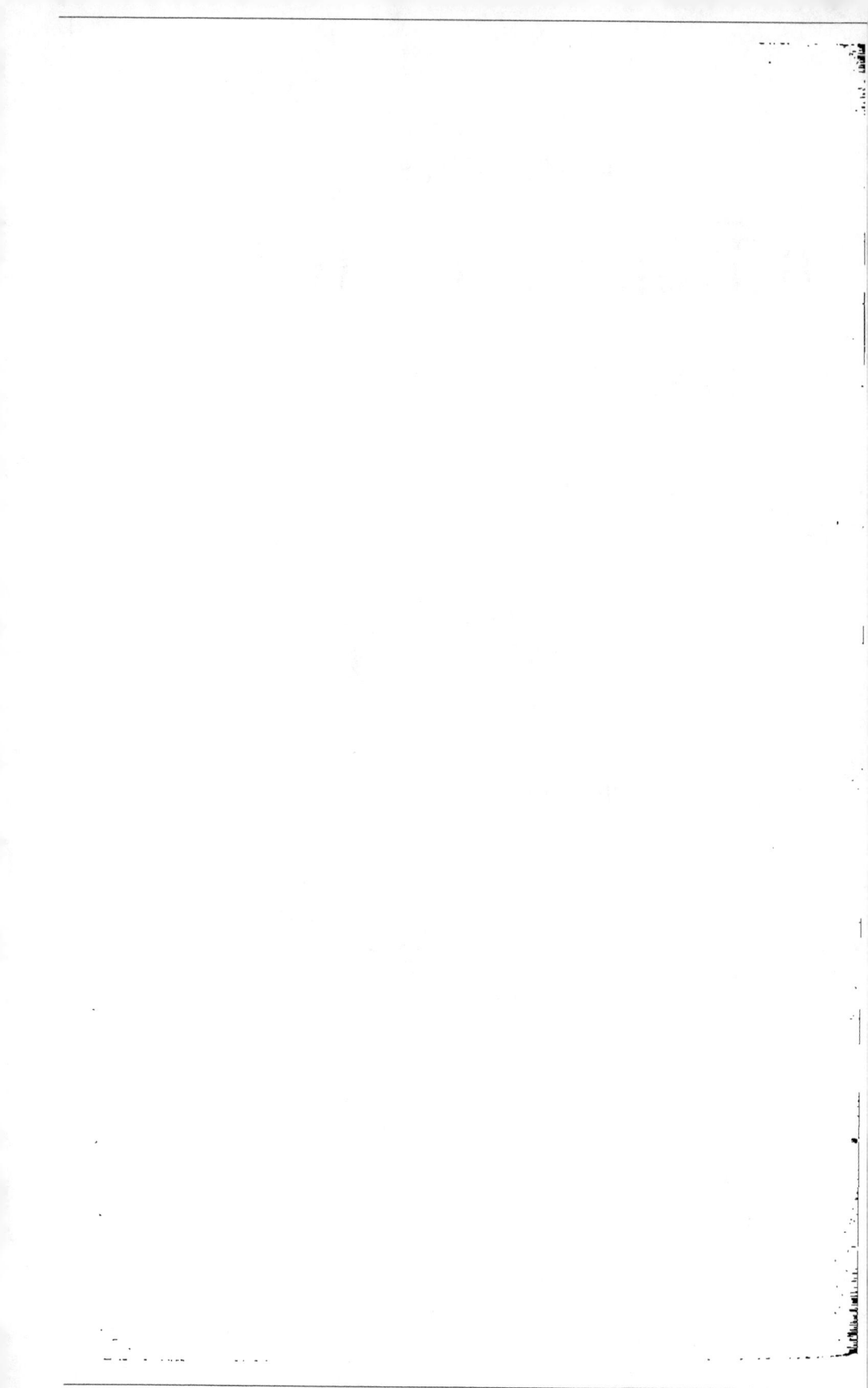

# PRÉFACE

---

Je suis de ceux qui pensent que la médecine ne peut pas être vulgarisée, du moins au sens étymologique du mot ; de plus, qu'on ne doit pas essayer de le faire, sous peine d'aller à l'encontre de son désir du bien et d'augmenter par là le nombre des gens qui parlent à tort et à travers des choses de la médecine et qui, à l'exemple du vieux Caton, déblatèrent contre les médecins, tout en médecinant eux-mêmes, sans rime, ni raison, leur maison et leur entourage.

Mais je pense aussi que des notions claires et pratiques d'hygiène ne sauraient être trop répandues, et que c'est la meilleure façon de donner satisfaction à ce légitime besoin de parler de soi, de sa santé, des divers moyens les plus propres à la conserver comme à prévenir les maux.

Vivre hygiéniquement en somme, c'est bien vivre, ou plus exactement, cela seul est vivre ; mener sa vie contre les lois de l'hygiène, c'est commencer de mourir.

Si cette vérité est de tous les temps et de tous les pays, elle apparaît plus frappante dans les pays inter-tropicaux. Là, toute faute hygiénique se paie et à bref délai. La sanction finale rappelle vaguement le code militaire que l'on lit aux jeunes soldats ; la mort revient comme un refrain funèbre, pour des fautes que l'on

serait tenté de regarder comme légères, dans les circonstances ordinaires.

Un code hygiénique s'impose donc à tout Européen
transplanté. Il ne faut pas penser à lutter contre ce que
le D' G. Treille appelle justement les « forces immanentes
de l'atmosphère » ; encore moins, bien que ce soit le
*desideratum* d'un avenir lointain, pouvons-nous croire
que l'industrie humaine arrive à assainir le sol tropical.
Pour le moment, nous ne pouvons songer qu'à nous accommoder à des nécessités inéluctables, à essayer de
vivre avec notre ennemi, dans cette admirable nature,
dont la beauté est faite de poisons mortels, où tout ne
nous invite à nous laisser vivre que pour nous faire plus
sûrement mourir.

Les Anglais, qui savent le prix de tout, voire même de
la vie humaine, qui estiment en livres et en schellings le
coût de l'existence et de la santé, sont très amateurs,
non de la vulgarisation des sciences médicales, — les
spéculations de l'esprit touchent peu les colons, — mais
de petits guides clairs et pratiques de la santé : signes
frappants, indices sûrs et faciles à noter, symptômes
caractéristiques d'un mal, et en regard, formules, pour
ainsi dire mathématiques, d'hygiène et de thérapeutique, c'est ce qui leur plaît dans ces sortes de petits
livres. Je ne saurais pour ma part partager leur avis, au
point de vue de la thérapeutique médicamenteuse et j'es-
time qu'un avis médical est nécessaire pour introduire
dans le corps humain les remèdes pharmaceutiques.
Mais je prise fort leurs conseils diététiques, hygiéniques
et leur judicieux emploi de l'eau. Ces conseils sont brefs,
exacts et portent toujours sur les points essentiels, bien
différents en cela de la plupart de ceux qu'on trouve
dans nos livres, où il est difficile de reconnaître la précaution majeure à prendre, tant elle est cachée sous la
multitude des détails secondaires.

Il m'est tombé récemment sous la main une petite plaquette du docteur Charles Scovell Grant, publiée par les soins du gouvernement de la colonie de la Côte de l'Or, rapidement arrivée à sa troisième édition, traitant des affections les plus communes à la côte ouest de l'Afrique et des moyens hygiéniques et thérapeutiques à leur opposer.

La côte ouest de l'Afrique, de Saint-Louis du Sénégal, par 17° nord, jusqu'à Saint-Paul de Loanda, aux Portugais, par 9° sud, sur une longueur de douze cents lieues environ, peut compter, parmi les régions malsaines du globe, comme une des plus malsaines. Sainte-Marie de Bathurst, la Cazamance, le Rio Pongo, Sierra-Leone, Free-Town, la Côte de l'Ivoire, Grand-Bassam, Assinie, la Côte de l'Or, la Côte des Esclaves, notre nouvelle acquisition du Dahomey, Whydah, Porto-Novo, Lagos, les bouches du Niger, Fernando-Pô et la baie de Biafra, l'estuaire du Gabon, tous ces points et bien d'autres sont des cimetières d'Européens. Le D$^r$ Grant a exercé longtemps dans ces parages, et ses conseils se distinguent par leur netteté et leur facilité d'exécution.

Je les traduirai tels qu'ils sont, leur laissant leur forme impérative, bien anglaise; mais comme il est des points où je diffère essentiellement de vues avec le médecin anglais, je les signalerai au fur et à mesure. Je supprime en outre tout ce qui a trait à la thérapeutique par les drogues pharmaceutiques, pour les raisons que j'ai données, ne faisant une petite place qu'à quelques médicaments anodins, et à deux substances, la quinine et l'ipécacuana, qui gagneront toujours à être maniées par le médecin, mais dont l'emploi est facile et sans danger. Du reste, il est des cas tellement urgents, où la mort est si imminente, qu'on doit permettre l'emploi de ces moyens, en dehors de tout secours médical.

P.-Just NAVARRE.

## PRÉFACE DE LA PREMIÈRE ÉDITION

Ce petit livre est plus spécialement à l'usage des Européens, non médecins, appelés à résider à la Côte ouest de l'Afrique. En conséquence, je n'ai mentionné que quelques maladies de la Côte, les plus fréquentes ou les plus dangereuses, celles où quelques connaissances des moyens efficaces peuvent éviter un retard, souvent fatal, dans le traitement.

Je me suis efforcé de me rendre intelligible au lecteur non médecin et j'ai, pour cette raison, évité le plus possible l'emploi des termes techniques.

Si les avis résumés dans ces pages rendent quelques services aux Européens, à ceux surtout en proie à la maladie, loin de toute assistance éclairée, je m'estimerai suffisamment récompensé, comme aussi je serai très heureux de connaître que mes efforts n'ont pas été entièrement inutiles.

Elmina, Mars 1882.

Charles SCOVELL (GRANT.
M. 'D. Univ., Dublin.

## PRÉFACE DE LA DEUXIÈME ÉDITION

En préparant cette édition, j'ai revisé avec soin et augmenté les conseils contenus dans la première édition. C'est ainsi que j'ai ajouté de nouveaux chapitres sur l'état bilieux, les affections de la peau, la fièvre jaune et le choléra. J'ai l'espoir qu'ainsi, ce petit livre pourra être plus largement utile et sera consulté avec fruit à la Côte ouest de l'Afrique et dans les autres stations intertropicales.

Février 1884.

C. S. G.

## PRÉFACE DE LA TROISIÈME ÉDITION

A cette édition, j'ai ajouté une courte description et des avis succincts pour le traitement de la fièvre rémittente bilieuse, de la fièvre bilieuse hématurique (urines noires), de la congestion du foie et de l'insolation.

Décembre 1886.

C. S. G.

# PETIT GUIDE

# D'HYGIÈNE PRATIQUE

## DANS L'OUEST AFRICAIN

---

## CHAPITRE PREMIER.

### CONSEILS GÉNÉRAUX POUR LA CONSERVATION DE SA SANTÉ.

*Habillement.* — Porter de la flanelle sur la peau, ou, si la flanelle est trop désagréable, faire usage de chemises en tissu d'Oxford, avec sous-veste de coton ou de « Balbriggan », tissu mélangé de laine et de coton.

Dormir dans de la flanelle douce.

Faire usage de caleçons de coton ou de « Balbriggan ».

Porter une ceinture de flanelle légère ou de cuir de chamois contre le choléra (1).

(1) L'auteur parle de précautions contre le choléra. L'indigène est souvent atteint d'une sorte de cholérine grave, appelée Diank au Sénégal ; mais le choléra indien n'est pas endémique à la côte ouest de l'Afrique, bien qu'il ait visité épidémiquement nos colonies africaines en 1830, 1855 et 1865. Comme l'auteur l'explique, dans un chapitre qu'il consacre au choléra, il désire que son petit livre puisse aussi être consulté utilement par les Européens en station aux Indes Orientales.

Quant à la ceinture de flanelle, les avis sont partagés au sujet

Serge, flanelle ou très léger drap d'été sont les meilleures matières pour l'habillement extérieur.

*Nourriture.* — Prendre deux principaux repas par jour : le premier à 10 ou 11 heures du matin ; le second à 6 ou 7 heures du soir.

De plus, peu après le lever du matin et avant de sortir de la maison ou de la tente, prendre *toujours* une tasse de café, de thé ou de cacao, avec une petite rôtie et un œuf ou deux, mollets ou fouettés dans le breuvage.

*Il est hautement imprudent de sortir ou de commencer son travail, sans avoir au préalable pris un léger repas dans le genre de celui indiqué ci-dessus.*

Une tasse de thé ou de cacao devra être également prise avant le déjeuner ou le dîner.

S'efforcer de se procurer des aliments de bonne

---

de son utilité. Banalement indiquée par tous les auteurs qui ont écrit sur l'hygiène des pays chauds, je lui ai pour ma part reconnu plus d'inconvénients que d'avantages. Un homme soigneux de sa personne, intelligent en même temps que bien pourvu de vêtements de rechange, retirera de son usage intermittent de sérieux bénéfices pour l'hygiène de ses organes abdominaux. La ceinture de flanelle est un vêtement de circonstance et son port est commandé par la saison des brusques variations de température et des grandes variations nycthémérales. Il faut savoir : 1º la prendre à point ; — 2º la quitter à point ; — 3º la changer en temps utile. — Mais la plupart du temps, l'homme n'a qu'une ceinture dans son bagage, deux au plus ; elle se mouille et sèche sur lui ; il la porte indistinctement le jour et le soir ; par le soleil et par la pluie ; dans la saison des petites variations de la température de la nuit et du jour et dans l'hivernage ; souvent elle est réduite à une corde autour des reins. Dans ces conditions mieux vaut n'en point porter et se contenter de la chemise de flanelle. — Les vêtements de toile, quels qu'ils soient, sont absolument proscrits par l'hygiène, entre les tropiques. (*Note du traducteur.*)

qualité, simples et nutritifs pour les repas quotidiens.

Faire un jardinet de légumes toutes les fois qu'il sera possible.

Résister à l'inclination de manger des plats fortement relevés de *curries* et autres semblables assaisonnements.

Pris avec modération, le fruit est sain, mais il ne devra pas être pris après le dîner (repas du soir).

On devra s'abstenir de tout stimulant alcoolique ou n'en user qu'avec la plus stricte modération.

*Boissons* (2). — On ne touchera *jamais* à l'eau-de-vie si ce n'est sur l'ordonnance d'un médecin.

Le vin rouge, le vin du Rhin ou la bière allemande peuvent être pris avec les aliments, aux repas, mais avec modération.

Si l'on part pour la Côte avec des habitudes d'abstinence parfaite, mon avis est qu'on en revienne *teetotaler* (3).

Il n'y aura d'exception à cette règle que si la mala-

---

(2) Plus loin le médecin anglais parle des filtres à emporter; c'est sous-entendre qu'on doit boire de l'eau filtrée. — Mais on ne saurait laisser passer le mot *boissons* sans faire ressortir l'importance absolue de l'eau pure. Parmi les filtres, le filtre Chamberland est le plus recommandable, à condition de stériliser fréquemment la bougie avec de l'eau bouillante. A défaut de filtres et plus sûrement encore, quoique plus simplement, on sera certain de boire de l'eau pure en la faisant bouillir. L'eau est le véhicule de la plupart des microbes et des organismes pathogènes, et c'est augmenter de beaucoup ses chances de résistance dans ces climats que de ne jamais boire que de l'eau absolument pure. (*Note du traducteur.*)

(3) Personne qui renonce à l'usage des boissons fermentées. (*Note du traducteur.*)

die ou l'épuisement ont créé de réelles indications de l'usage des alcooliques.

Si quelqu'un a été un buveur modéré avant son séjour à la Côte, laissez-le revenir tel et même être plus sévère que jamais dans sa tempérance.

Si un homme a été jusque-là un bon vivant, il est absolument essentiel qu'il change ses habitudes sans délai, ou le climat de la Côte tirera une terrible vengeance de ses bravades et de ses folies.

Quant aux alcools, je regarde l'eau-de-vie comme le pire des poisons; le gin, le rhum et l'absinthe sont bien près d'être aussi nuisibles; le vieux wiskey d'Écosse ou d'Irlande, *en grande modération, bien dilué et jamais pris à jeun*, est peut-être le moins délétère des spiritueux et le plus lent de ces poisons.

Un peu de bon champagne, par occasion, lorsqu'on est épuisé ou hors de son état naturel, est un stimulant utile et sans danger.

Après une maladie ou quand l'organisme est affaissé, un peu de bon bourgogne ou de bordeaux peuvent être utiles.

Le café et le thé sont tous deux d'excellents fortifiants pour les corps fatigués ou les cerveaux surmenés et sont bien meilleurs pour l'exécution d'un travail pénible que l'alcool.

*De l'excès dans le manger.* — Les nouveaux arrivés sont disposés à manger trop, d'autres peuvent commettre l'erreur de se nourrir insuffisamment. Après un court séjour à la Côte, toutefois, le manque d'appétit suffira à mettre en garde l'Européen contre les dangers du trop manger.

*Exercices.* — User de la promenade et du cheval avant que le soleil soit haut, c'est-à-dire avant 7 et 10 heures du matin ; également on pourra se les permettre quand le soleil est à son déclin, c'est-à-dire après 4 h. 30 et 7 heures du soir.

Fermer les jalousies de la chambre à coucher pour la nuit (4).

On allumera des feux autour de la tente et de la hutte pour la nuit, quand on campe dans la brousse.

L'exercice est utile et nécessaire ; mais un excès de fatigue est très dangereux. S'exposer inutilement au soleil est une folie, car il est presque certain qu'on en ressentira les effets nuisibles.

*Précautions sanitaires* (5). — On fera usage de *clo-*

---

(4) Quand le refroidissement nocturne est considérable et dépasse 6 à 8 degrés — (il peut atteindre jusqu'à 15 et 25 degrés dans certaines régions) — les jalousies ne suffisent pas et la chambre à coucher devra être hermétiquement close. (*Note du traducteur.*)

(5) Je crois combler ici une lacune importante en indiquant succinctement les conditions hygiéniques d'une habitation entre les tropiques.

Trop souvent, pour les facilités commerciales, les habitations sont placées sur les bords d'un fleuve ou d'une lagune. Ce sont toujours des lieux malsains, dont le sol est fait de résidus alluvionnaires pestilentiels. Puisque le commerce est la seule raison qui pousse l'Européen à s'établir dans ces pays malsains, on ne peut faire qu'il ne s'élève des docks, des magasins, des entrepôts sur ces terres basses, le plus souvent marécageuses, où tout est suspect, le sol, l'air et l'eau. Mais l'Européen n'y doit passer que quelques heures le matin, pour la surveillance à exercer et les ordres à donner. Sa demeure sera le plus possible éloignée des bords léthifères, élevée autant que possible sur un terrain en pente, facile à s'égoutter par un drainage naturel. On profitera des moindres reliefs du sol. Quelques *sets* creusés en terre et l'on prendra soin que la terre soit sèche, de fin terreau, non de sable. Ils seront

mètres d'élévation suffisent quelquefois pour diminuer les chances de mal'aria.

La paillotte, quel qu'en soit le modèle, — et ils sont nombreux, — est caractérisée par un rez-de-chaussée qui n'est autre que le sol plus ou moins battu, par des murs en paille, palmier, ou torchis, par une toiture de chaume ou de palmier. C'est une habitation toujours malsaine et qui doit être laissée aux nègres ou aux indigènes, seuls capables de s'en accommoder.

La description de la maison somptueuse des grands fonctionnaires anglais des Indes Orientales ne saurait trouver sa place ici.

Une bonne *case*, bâtie sur les indications suivantes, sera suffisamment hygiénique.

Après avoir pris connaissance des vents habituellement régnant, on veillera à ce que l'emplacement choisi ne soit sous le vent d'aucun marais ou lagune marécageuse. On s'assurera que la nappe souterraine a son écoulement facile, et cela fait, on établira sur le sol creusé, un béton imperméable aux émanations du sous-sol, de 45 à 50 centimètres de profondeur. Les fondations seront faites de matériaux étanches. Il est bon, si les murailles ne peuvent être maçonnées jusqu'en haut, qu'elles le soient au moins jusqu'à 80 centimètres ou 1 mètre du sol.

La maison coloniale n'a d'ordinaire qu'un étage. Il est bon que ce rez-de-chaussée soit surélevé d'un mètre 50 à 2 mètres au-dessus du béton imperméable. Ce sous-sol servira de cave ou d'entrepôt. On donnera à l'étage la plus grande hauteur possible, 3 m. 50 à 4 mètres, et on aura soin de laisser au-dessus du plafond un grenier bien ventilé.

Les murs en maçonnerie, ou mieux encore en briques creuses et vitrifiées, sont les meilleurs matériaux; mais ils sont chers de transport, et c'est le bois, malgré les quelques inconvénients qu'il présente, qui est le plus généralement répandu. Autant que possible, les murailles de bois seront doubles, laissant entre elles un matelas d'air. — Une large véranda fera tout le tour de l'habitation, afin que l'on puisse à toute heure du jour avoir une pièce à l'ombre. C'est là que l'on vit, en somme, et l'intérieur ne sert guère que de chambre à coucher.

Les planchers peuvent être en bois, mais il est préférable qu'ils soient faits de carreaux vernissés, plus frais, plus faciles

vidangés à de courts intervalles et désinfectés avec *l'acide phénique*. N'épandez pas les ordures autour de l'habitation (6).

à laver et dont les joints cimentés sont inaccessibles aux fourmis, vers, termites, insectes de toutes sortes, qui sont les pires ennemis du colonial. Autant que possible, pour les mêmes raisons, les plafonds seront en plâtre.

La meilleure des toitures est sans contredit la couverture de tuiles plates ou demi-cylindriques ; mais elle est chère souvent et par conséquent peu pratique. Les planches de bois, imbriquées l'une sur l'autre, constituent aussi un bon couvert, mais les pluies les pourrissent rapidement. Le chaume et le palmier demandent de fréquentes réparations et ne sont pas étanches, par les grandes pluies tropicales.

Je réhabilite, pour ma part, les toitures de zinc gondolé, et les critiques que l'on en a faites ne sont pas irréfutables. Elles ont deux très grands avantages. Elles arrivent toutes manufacturées et prêtes à être mises en place. Elles sont propres et se prêtent mieux que toute autre à recueillir l'eau des pluies, pour en remplir les citernes, dans les nombreux points où l'eau des rivières est chargée de détritus organiques et l'eau de la nappe souterraine souillée.

Il est certain que posées ainsi, à cru, sur des chevrons, elles communiquent à l'habitation une chaleur intolérable. Mais si l'on a soin de les poser sur une toiture de planches imbriquées ou mieux bouvetées ; si d'autre part, un grenier bien ventilé sépare la toiture ainsi construite du plafond de l'étage, je n'ai jamais observé que cette toiture fût plus chaude qu'une autre de bois ou de briques.

Je lui ferai cependant un reproche qu'on ne lui a pas encore adressé, que je sache. Par temps d'ouragan ou de cyclone, il peut arriver que la maison couverte en zinc soit violemment décoiffée d'un seul coup et la toiture transportée au loin. J'ai vu ce fait se produire, tandis que les couvertures de chaume, fortement inclinées, résistaient. Malgré tout, et pour les deux grands avantages que j'ai signalés, je pense que la toiture de zinc n'est pas près de disparaître des colonies. (*Note du traducteur.*)

(6) Cette installation nous paraît un peu rudimentaire et il faut ne pas pouvoir faire autrement. En outre elle n'est pas sans danger au point de vue des infiltrations possibles. La tinette que l'on vide tous les matins à la mer, à marée basse, nous paraît devoir être préférée. (*Note du traducteur.*)

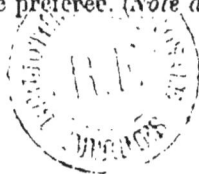

*Moralité*. — Il est à propos d'apporter la plus grande *modération* dans l'usage des plaisirs sexuels.

S'efforcer d'être d'un tempérament philosophique et impassible, car l'irritabilité, qui est un effet très général du climat, mettra l'homme mal à son aise, et aura incontestablement une mauvaise influence sur sa santé générale.

## CHAPITRE II.

### MESURES PRÉVENTIVES.

Avant d'entrer dans le détail du traitement à suivre dans les affections diverses qui font l'objet de cette courte notice, je désire faire sentir aux Européens, appelés à servir à la Côte, la grande importance de certaines mesures préventives des maladies dues au climat, ou, du moins, des moyens propres à atténuer leur sévérité et leur danger, quand elles surviennent.

Ces mesures sont le résultat pratique de l'expérience, et j'espère que le lecteur qui suivra soigneusement mes indications aura lieu d'en être satisfait.

Une petite dose de quinine, deux à trois grains, seront pris chaque jour. On prendra cette dose après le premier petit déjeuner, si le devoir ou la nécessité oblige de sortir le matin, — ou 1/2 heure avant le déjeuner du milieu du jour (7).

(7) Notre expérience personnelle est complètement en désaccord avec ce conseil. Nous avons trouvé plus d'inconvénients

Après trois ou quatre mois de résidence; cette dose pourra être prise moins fréquemment, une ou deux fois par semaine, par exemple; mais on devra revenir à la dose quotidienne dans la mauvaise saison ou pendant les marches dangereuses, telles que à travers la brousse.

La quinine sera absorbée sous forme de pilules, si la solution est trouvée trop désagréable (8).

Une plus forte dose devra être prise à l'occasion, soit après une humidité malsaine, soit après un travail plus pénible. Quatre à cinq grains de quinine pris à chacune de ces occasions, suivis d'une tasse de bon café, préviendront souvent un commencement d'atteinte de fièvre.

*Les intestins.* — On doit porter grande attention à l'état des intestins. La constipation est l'état habituel du climat, en partie à cause du peu d'exercice que l'on prend, en partie à cause de la difficulté que l'on a de se procurer des légumes verts ou de varier son régime; mais surtout par l'effet du subtil poison malarien qui vague dans l'atmosphère et qui rend le foie inactif dans ses fonctions.

que d'avantages à l'usage quotidien de la quinine. Quant au vin quininé ou au vin de quinquina, ce sont des incitants à l'alcoolisme. Au moindre malaise, au moindre frisson, on peut soupçonner la prochaine apparition de la fièvre, et dans ce cas il faut agir par de larges doses, un gramme au moins. Le médecin seul peut manier intelligemment ce précieux remède. — Le grain vaut 6 cent. et demi. (*Note du traducteur.*)

(8) Les pilules s'altèrent promptement dans la chaleur humide. Il est préférable d'emporter le sulfate de quinine en petits flacons de cinq à dix grammes, hermétiquement bouchés, et de confectionner des cachets de 20 à 30 centigr., au moment du besoin. (*Note du traducteur.*)

*Fruits*. — C'est pourquoi l'on peut user du fruit comme d'un laxatif habituel ; mais on se souviendra néanmoins que l'usage immodéré du fruit peut amener la diarrhée, état que l'on doit éviter à l'égal de la constipation.

Une banane ou deux, une couple d'oranges, la moitié d'une papaye avec le jus d'un citron, l'un de ces fruits, *mais non tous trois*, peuvent être agréables, sans danger et sont généralement efficaces pour régulariser les fonctions intestinales, s'ils sont pris le matin au lever ou un moment avant de manger quelque chose autre.

La papaye est un excellent fruit et elle a la propriété de contenir un ferment digestif. On la mangera à la fin du déjeuner, et ceux qui ont la digestion difficile trouveront qu'elle la facilite.

*Apéritifs*. — Parfois il est nécessaire de stimuler plus activement et spécialement le foie. Par exemple deux ou trois « Cockle's pills » (9), ou quelques grains de rhubarbe, calomel et ipéca, combinés comme dans les pilules antibilieuses, dont je donne une formule, ou une légère purgation seront parfois indiqués.

*Bains*. — Un bain froid sera pris chaque jour, à moins de contre-indication par une indisposition. On pourra user de la douche froide, si elle est agréable et si sa réfrigération est tonique à l'organisme (10).

(9) Sorte de grains de santé. (*Note du traducteur*.)
(10) L'eau des bains n'est pas indifférente. Je ne suis pas partisan des bains de mer à la Côte d'Afrique, non qu'ils soient

Les personnes qui ont longtemps résidé entre les tropiques et celles qui sont sujettes aux accès de fièvres intermittentes ou qui ont souffert de quelque affection du foie, ne devront pas user du bain à l'éponge entièrement froid.

Le bain devra être pris environ une heure avant le principal repas du jour. Toutefois si l'on part pour la journée, on prendra le bain le matin, avant le petit déjeuner et avant le départ.

*Savon.* — On devra se savonner tous les jours avec un savon de toilette antiseptique (11).

*Bourbouilles (Lichen tropicus). Prickly Heat.* — Avant la douche, c'est une bonne habitude de se frictionner avec du jus de citron frais. C'est non seulement un préservatif contre les bourbouilles, mais encore un moyen de guérir cette irritante affection.

nuisibles par eux-mêmes ; mais, s'il faut aller les chercher à quelque distance, comme c'est l'ordinaire, on perd, au retour, le bénéfice de la réfrigération. D'autre part, les bourbouilles et les multiples éruptions cutanées, presque constantes pendant l'hivernage, contre-indiquent les bains salés. — Les marigots et certains fleuves à l'époque des crues contiennent en grande quantité des filaires, dites vers de Guinée, et d'autres parasites que l'on peut prendre en s'y baignant. — A défaut d'eau propre courante, on fera bouillir l'eau de toilette. (*Note du traducteur.*)

(11) Le Dr Grant ne manque pas d'ajouter en Anglais pratique : le meilleur savon phéniqué, c'est le savon..... Le savon antiseptique n'a pas grande vertu si l'eau du rinçage n'est pas aseptique. Le savon doit être de bonne qualité, mais il importe surtout que l'eau soit pure, aseptisée par l'ébullition, si l'on a quelque raison de la croire souillée, et rendue antiseptique par l'addition d'une solution titrée d'un antiseptique puissant, la liqueur de Van Swieten, par exemple. (*Note du traducteur.*)

*Frissons.* — *La moindre sensation de froid, de frisson ou de répugnance pour le bain annonce généralement un malaise.* — C'est une indication pour s'abstenir du bain, pour le prendre chaud, ou le renvoyer au lendemain.

*Après l'exercice.* — Au retour à·la maison après le travail de la journée, le vêtement de dessous, qui est généralement plus ou moins mouillé par la transpiration devra être entièrement changé. Le corps entier sera, comme au matin, frictionné avec une serviette humide ; si l'on est très las, un bain tiède, avec une douche froide avant de sortir du *tub,* seront trouvés plus rafraîchissants et salutaires.

*Protection de la tête.* — On portera toujours un bon casque aussitôt que l'on mettra le pied hors de la porte et l'on ne craindra pas d'user de l'ombrelle. Souvenez-vous que si l'on est frappé une fois d'une insolation on l'est pour toujours (12).

# CHAPITRE III.

### ÉTAT BILIEUX.

*Symptômes.* — Les dérangements des fonctions du foie, caractérisés par cet état vulgairement connu sous le nom d'état bilieux, sont très communs dans

---

(12) L'expression anglaise est bien plus énergique : *Remember, — Once sunstruck always sunstruck!*

les climats tropicaux et sont trop souvent le résultat d'un manque de modération dans le genre de vie. En peu de mots, les symptômes sont les suivants : dégoût de l'action, abattement, sensation de plénitude, mal de tête, flatulence et ballonnement du ventre, sensation de brûlure à l'estomac, perte de l'appétit, nausées, quelquefois vomissements, surtout le matin, constipation. La langue est sale et on a un goût désagréable dans la bouche. Les yeux et la peau démangent, et ils peuvent être légèrement teintés de jaune.

*Traitement hygiénique.* — Observer strictement les règles de vie formulées dans les précédents chapitres, légère diète et abstinence de tout alcoolique.

## CONGESTION DU FOIE.

*Symptômes.* — Douleur et sensibilité dans la région du foie (côté droit du ventre) et particulièrement au-dessous des côtes. Fièvre, mal d'estomac, constipation, coloration plus ou moins jaune de la peau, urines rares et fortement colorées.

*Traitement hygiénique.* — Régime réduit. Bain chaud. Bicarbonate de soude, eau de Seltz. — Cataplasmes de moutarde et de farine de lin sur la région du foie.

## CHAPITRE IV.

FIÈVRES INTERMITTENTES.

*Symptômes*. — A la Côte ouest de l'Afrique, les sensations de froid et les frissons qui annoncent habituellement la fièvre intermittente et les autres formes de fièvres produites par le poison malarien, ne sont pas des symptômes invariables. En vérité, je pense que ces symptômes très accentués se rencontrent exceptionnellement. Quand ils se présentent, ils apparaissent avec les premiers accès. Les symptômes le plus généralement observés et qui attirent l'attention du patient sont : le mal de tête ; douleurs dans les reins et les jambes comme après de violents efforts ; lassitude, perte d'appétit et soif. On peut aussi observer des nausées et des vomissements. Si avec ces symptômes, le thermomètre clinique montre une élévation de température, ne serait-ce que de un degré Farh., la fièvre est imminente.

*Remèdes*. — C'est donc à ce moment que les remèdes doivent être appliqués, afin de modérer la sévérité de l'atteinte ou d'en abréger la durée. Les mesures qu'il convient de prendre sont : — Avoir l'avis et l'assistance d'un médecin éclairé, s'il est possible. Un prompt et judicieux traitement est de la plus grande importance dans ce genre de maladie.

Libérer l'intestin s'il ne l'était pas. Gagner son lit

et se mettre sous les couvertures (13)... Pour calmer la soif on peut boire du thé, de la tisane de tamarin et de la limonade au citron.

Mais, si l'intestin s'était libéré avant les symptômes ci-dessus énumérés, on n'aurait pas recours aux purgatifs. On favoriserait les fonctions de la peau et la transpiration, en prenant, dans ces circonstances, une cuillerée à café d'esprit de Mindererus dans une infusion chaude (de thé ou d'aya-pana).

Après une ou deux heures de transpiration, la diminution du mal de tête et des autres symptômes indique la fin de l'accès. On en sera certain si l'on a sous la main le thermomètre clinique. C'est le moment de prendre une forte dose de quinine, dix grains au moins (65 centigrammes) (14).

(13) L'auteur indique ici une médication préparatoire.

(14) Le sulfate de quinine est si précieux, si indispensable, il est quelquefois si urgent, sous peine de mort, de n'apporter aucun retard à son administration, que je crois devoir déroger à mes principes en sa faveur, comme je le ferai à l'égard de l'ipéca dans la dysenterie.

J'ai déjà dit que je n'étais pas partisan des petites doses quotidiennes de quinine à titre préventif. Mais comme dans ces régions on peut se croire, avec raison, toujours sous l'influence de la *malaria*, une salutaire pratique, c'est, au moindre malaise, au moindre frisson, quand le bain parait froid et est pris sans plaisir, de recourir à la quinine sans plus attendre. On prend alors pendant trois jours de suite, avec le petit déjeuner du matin, le premier jour 60 centigrammes, le second, 50 centigrammes, le troisième, 40 centigrammes de sulfate de quinine en cachets, que l'on confectionne au moment. Je n'ai jamais eu qu'à me louer de cette pratique que j'ai conseillée à maints officiers détachés dans les postes, pour eux et leurs hommes.

Dans le cas d'accès déclaré, la quinine doit se prendre vers la fin de la période de sueur et, dans ce cas, à *une dose qui ne*

*Retour de la fièvre.* — On peut s'attendre au retour de la fièvre après un intervalle de 12 ou 24 heures, et aux environs de la même heure du jour que la première fois (nouveau traitement).

On ne doit pas cesser de se précautionner. On peut prévoir, en effet, de nouveaux accès, tant que la fièvre n'aura pas fait entièrement relâche pendant au moins quarante-huit heures, et le patient devra garder le lit ou tout au moins la chambre jusqu'après ce laps de temps. Il pourra alors, mais alors seulement, se féliciter et s'estimer sauf, du moins en ce qui concerne cette première attaque de la *mal'aria.*

### FIÈVRE RÉMITTENTE.

Quand la fièvre prend le type connu sous le nom de rémittente, elle est caractérisée par sa non-disparition complète dans les intervalles des accès ; elle diminue simplement d'intensité, mais la fièvre existe toujours quoique à un degré moindre.

Ce type de fièvre est plus persistant et plus grave que la fièvre intermittente vraie. C'est dans ces fièvres que le thermomètre clinique est d'un précieux usage. Il indique exactement le déclin de la fièvre, et comme la période de rémission est le moment de donner la quinine, le thermomètre est le guide sûr pour l'emploi du puissant spécifique.

doit jamais être inférieure à un gramme. Cela fait, on attend le médecin.

L'injection hypodermique de chlorhydrate de quinine ne peut être pratiquée que par un médecin. (*Note du traducteur.*)

*Vomissements.* — Quand les nausées ou les vomissements sont les symptômes dominants, on appliquera un large cataplasme de farine de moutarde au creux de l'estomac, juste au-dessous du sternum, et un autre plus petit à gauche du premier. Le patient pourra être aussi soulagé en prenant vingt grains (1 gr. 30) de bicarbonate de soude, et deux gouttes de chloroforme, ou trente gouttes d'éther chlorhydrique, avec un petit jus de citron dans de l'eau sucrée. Il sera utile de sucer de petits morceaux de glace, on apaisera ainsi la soif et on calmera les révoltes de l'estomac.

*Mal de tête.* — Si la céphalalgie est très pénible, on frictionnera la tête avec le jus d'une demi-douzaine de citrons, ou encore on versera une cruche d'eau froide sur la tête. Ces pratiques procurent un remarquable soulagement.

*Lotions à l'éponge.* — Durant l'accès on ne prendra pas de grand bain, sans l'avis précis et la direction d'un médecin. On peut toutefois éponger le corps avec de l'eau tiède additionnée de jus de citron, d'eau de Cologne ou de vinaigre de toilette. On prendra soin, en faisant la lotion, de ne pas découvrir le corps en entier et de la pratiquer successivement sur toutes les parties, pour ne pas les exposer au refroidissement (15).

(15) Je donne la préférence à la lotion froide, vinaigrée ou non, rapidement pratiquée en une fois.

M. Rendu, médecin de Necker, a récemment insisté sur l'emploi du *cold pack*. Parmi les avantages qu'il lui reconnaît, je n'en retiendrai qu'un, le plus important à mon avis, celui

*Le drap mouillé.* — Si en dépit des moyens ci-dessus indiqués, la peau continue à être sèche et brûlante, ou si l'estomac rejette les remèdes, je conseille alors le drap mouillé. On en usera dans l'accès de fièvre, à défaut des autres remèdes, ou en concurrence avec eux. On l'emploie de la façon suivante : On étend deux grosses couvertures sur le parquet ou le lit, en plaçant *au-dessous*, vers la tête, une couple de coussins. Sur ces couvertures on place un grand drap que l'on aura préalablement trempé dans l'eau froide et exprimé en le tordant. Le patient est étendu de tout son long sur le drap, les bras appliqués aux flancs. Un aide alors enveloppe rapidement le corps avec le drap mouillé du menton aux pieds. Les couvertures sont pareillement roulées et serrées autour du corps par-dessus le drap, et l'on peut encore recouvrir le tout d'autres couvertures. Le patient devra rester empaqueté de vingt minutes à une heure, selon les sensations qu'il en éprouvera. En sortant de l'appareil, le corps sera rapidement frictionné avec une éponge sèche ou une serviette, et le patient remis au lit. Ce moyen pourra être répété à l'occasion et sur nouvelle indication.

qui constitue le grand bienfait de son application : il augmente les sécrétions de la peau, de la salive et surtout du rein et favorise par là l'élimination des poisons de l'organisme. C'est, en effet, dans les points particuliers de pathologie exotique qui nous occupent, s'adresser à la cause morbide elle-même, car il s'agit bien de véritables empoisonnements.

Le drap mouillé peut être érigé en traitement systématique de toutes les maladies infectieuses des pays chauds. Judicieux ou non, l'emploi en est sans danger et il vaut à lui seul toute une pharmacie. (*Note du traducteur.*)

*Effets du drap mouillé.* — Le drap mouillé manque rarement de produire la transpiration et d'abaisser la température. Il calme aussi généralement les nausées et les vomissements et produit fréquemment un bienfaisant sommeil. Ce moyen n'a rien de désagréable et les patients, au contraire, paraissent en user avec plaisir. Bien que son administration soit légèrement mal commode, c'est un adjuvant si sûr, si efficace du traitement, qu'on ne devra pas le négliger.

## FIÈVRE RÉMITTENTE BILIEUSE.

Dans ce type de fièvre, le foie est plus gravement atteint, la température reste longtemps plus élevée ; les rémissions sont moins bien marquées et d'une plus courte durée que dans la fièvre rémittente.

*Symptômes.* — Un mal de tête sévère, habituellement localisé à l'occiput ; sensation pénétrante de douleur dans la région du foie ; nausées constantes ou vomissements de bile ; d'ordinaire constipation opiniâtre ; toutefois il peut y avoir occasionnellement de la diarrhée. La peau présente une légère teinte jaunâtre, et comme elle est souvent d'un bout à l'autre en transpiration malgré la fièvre, la chaleur en paraît diminuée. Les urines sont rares et fortement colorées.

*Traitement.* — On opposera aux nausées et aux vomissements une application de moutarde au creux de l'estomac... Boire de petites gorgées de soda au jus de citron. Badigeonner la région du foie avec la teinture d'iode ou y tenir des cataplasmes de farine de lin et de moutarde. On pourra essayer le drap mouillé ou un bain chaud dans lequel on mettra une demi-livre de farine de moutarde. Si le mal de tête augmente, doucher la tête doucement avec de l'eau froide pendant que le malade est dans son bain. Pendant toute la durée de la fièvre, il peut boire à volonté de la limonade avec crème de tartre (20 gr. p. 1000), de la tisane de tamarin ou un peu d'eau de Seltz.

On devra probablement recourir aux stimulants alcooliques, mais ils doivent être donnés parcimonieusement et seulement dans la mesure nécessitée par le besoin de soutenir les forces du malade.

Durant la convalescence on prendra soin que le régime soit fortifiant, de facile digestion et de nature peu excitante.

### FIÈVRE BILIEUSE HÉMATURIQUE OU MÉLANURIQUE.

Cette très grave forme de fièvre, qu'on désigne vulgairement sous le nom d' « Urines noires », à cause de leur couleur, est la plus dangereuse et la plus souvent mortelle, que les résidants dans l'Ouest africain aient à redouter.

*Symptômes*. — D'habitude l'attaque est soudaine. Le patient se sent très malade et est obligé de se coucher aussitôt. Les symptômes se déroulent rapidement. Ce sont : un mal de tête atroce; une vive douleur au creux de l'estomac et aux reins; une fièvre violente; d'incessantes nausées et des vomissements; une constipation opiniâtre; les urines sont

supprimées ou rares, et alors presque noires, de
couleur jus de pruneau, à cause de la présence du
sang (16) ; une soif insatiable ; insomnie, agitation et,
de temps à autre, un peu de délire. La peau prend
une teinte jaune. Une hémorragie se produit fréquemment dans l'estomac : elle peut aussi se produire par les gencives et les intestins, en plus de
celle qui se produit dans le rein. Les forces du
malade baissent avec une incroyable rapidité et la
mort arrive par épuisement. L'organisme est accablé ;
il lui est impossible de lutter contre le poison perni-
cieux dont il est saturé, et qui paralyse ses fonctions
vitales.

*Traitement.* — Les indications sont : *a*) de rétablir
les fonctions des sécrétions et d'aider aux excrétions ; *b*) de soutenir les forces du malade... Des
cataplasmes chauds seront tenus sur le foie et les
lombes. Le système nerveux et l'organisme en général

(16) Cette fièvre, l'une des plus graves que l'on puisse
éprouver dans les pays intertropicaux, fut d'abord dénommée
*bilieuse mélanurique*, par les premiers observateurs, d'après
les deux principaux symptômes : la suffusion ictérique des
téguments et la coloration brun rouge ou noire comme une
forte décoction de café, que prennent les urines. Plus tard,
on attribua à la présence du sang cette coloration des urines ;
mais les examens microscopiques n'ont pas décelé la présence
des globules sanguins. Les analyses spectroscopiques, au contraire, ont révélé dans ces urines la présence de l'hémoglobine,
matière colorante du sang. — Cette fièvre, dont on a voulu
faire une entité morbide à part, n'est en réalité qu'une atteinte
plus sévère du paludisme, une fièvre pernicieuse, compliquée
d'hémoglobinurie toxique. Aussi est-elle justiciable du sulfate
de quinine ; mais dans aucune autre affection l'emploi du précieux spécifique ne doit être plus judicieux. (*Note du traducteur.*)

seront soutenus par des bains chauds à la moutarde,
et la tête sera douchée en même temps avec de l'eau
froide ou tiède. On peut donner de la limonade tar-
trisée tout le temps de la maladie. Les vomissements et l'insomnie seront traités comme il a été dit
à propos de la rémittente bilieuse... On pourra
recourir aux stimulants pour soutenir les forces du
malade... (17).

*Ne pas donner de quinine tant que les excrétions intesti-
nales ne sont pas rétablies et que l'urine n'est pas redevenue
à peu près normale en quantité et en couleur.*

Pendant la convalescence un changement de climat
est très utile et souvent indispensable au retour
complet de la santé (18).

NOTA. — *Régime dans les fièvres.* — Pendant le
paroxysme de l'accès, il est prudent de ne prendre
aucun aliment, mais dans les rémissions, les forces
ont besoin d'être soutenues et l'on donnera des aliments en petite quantité, à de courts intervalles :
consommés, œufs battus dans du lait, thé, eau pure
et tous autres aliments d'une facile assimilation pour-
ront être donnés tour à tour. Un peu de champagne

---

(17) Un des meilleurs moyens que je connaisse pour ramener
la diurèse, meilleur que les lavements de peptones conseillés
par l'auteur, pour relever les forces du malade, et que je n'ai
pas indiqués dans la traduction, c'est le grand lavement d'eau
froide à 14 ou 16 degrés, si l'on a de la glace sous la main,
répété de demi-heure en demi-heure. Bien des malades ont dû
la vie à cette pratique. (*Note du traducteur.*)

(18) La rémittente bilieuse et la fièvre bilieuse hémoglobi-
nurique sont des accidents graves dans lesquels il faut toujours
demander le secours du médecin, si l'on peut y recourir. (*Note
du traducteur.*)

avec de l'eau de Seltz sera utile dans les cas de nausées, de vomissements ou d'épuisement.

*Rétablissement.* — Enfin, après un accès, on portera une grande attention avant de reprendre son régime et son genre de vie ordinaires. On prendra le bain quotidien légèrement tiédi pendant plusieurs jours après la convalescence, et l'on ne regardera comme certaine la disparition de la fièvre, que si la température est restée normale pendant 48 heures au moins, comme il a été dit plus haut.

## CHAPITRE V.

### DIARRHÉE ET DYSENTERIE.

DIARRHÉE. — La diarrhée est souvent produite par des écarts de régime dans le boire ou dans le manger. La facilité de se procurer des crabes et des crevettes, des huîtres de manglier cuites ou crues, du fruit en abondance, de l'*ale* et du *stout* anglais, est souvent la cause d'une diarrhée pénible et douloureuse.

Il n'est pas naturel que cet état dure plus que quelques heures, et l'on devra lui opposer des remèdes s'il persiste.

Toutefois, si la diarrhée est produite par un écart de régime et si les évacuations sont abondantes, on fera bien d'attendre deux ou trois selles avant de tenter de l'arrêter et de contrarier l'action des intestins.

Quelquefois la diarrhée est accompagnée de vives coliques et d'évacuations peu abondantes qui ne soulagent pas.

Traitement (19)...

Un jour ou deux après l'attaque on devra s'abstenir de viandes. Le régime le plus convenable consiste en arrow-root ou fécule délayée dans du lait ou de l'eau, en bouillon de poulet, en des œufs fouettés dans du lait ou de l'eau.

DYSENTERIE. — La dysenterie est très commune à la Côte et ses effets sont fréquemment désastreux. Néanmoins le traitement en est facile, s'il est judicieux et appliqué à temps.

*Nature du mal*. — Dans aucune maladie il n'est plus important de prendre des mesures immédiates pour arrêter le mal. C'est une affection caractérisée par une ulcération du gros intestin. Chaque jour de retard laisse se développer naturellement les ulcères, et conséquemment accroît le danger du malade. De plus, même quand le mal ne se termine pas d'une manière fatale, s'il est négligé dans ses débuts, il peut passer à l'état chronique, et cette affection fait de la vie un véritable fardeau.

CAUSES. — *Eau*. — Une eau de boisson impure est

---

(19) La chlorodyne anglaise conseillée par l'auteur est une excellente préparation qui se prescrit à la dose de 10 à 20 gouttes dans de l'eau, pour une dose, laquelle peut être répétée deux fois de 3 en 3 heures. — Mais le meilleur remède de la diarrhée est souvent un purgatif salin. Le médecin seul peut choisir intelligemment entre ces deux médications. (*Note du traducteur*.)

incontestablement une cause fréquente de dysenterie dans les contrées paludéennes. C'est pourquoi on doit apporter le plus grand soin dans le choix de l'eau de la boisson ou de la cuisine. Elle doit toujours être filtrée et l'on doit s'assurer que le filtre lui-même est propre (20). Si l'eau est très sale, elle sera à la fois bouillie et filtrée et si elle paraît contenir beaucoup d'impuretés on ajoutera quelques grains d'alun avant de la jeter sur le filtre

*Humidité et froid.* — Le froid humide est une des causes fréquentes de la dysenterie sous ces climats. Aussi doit-on se préserver soigneusement de ces influences. Les vêtements mouillés seront changés aussitôt que possible. Il sera prudent également de prendre une dose de quinine, si l'on est exposé forcément au temps humide, si l'on doit habiter dans un endroit humide ou camper près d'un marécage.

*Écarts de régime.* — Les stimulants alcooliques, le fruit en quantité immodérée, les mets fortement épicés ou poivrés, qui excitent l'estomac et dérangent les fonctions du foie, produisent une irritation et une congestion du gros intestin dans lequel s'accumulent des résidus indigestes ou mal digérés.

*Mal'aria.* — La dysenterie n'est pas simplement une maladie locale, bien que ses manifestations semblent le montrer. C'est aussi une maladie qui

(20) Nous disons aujourd'hui stérilisé. Le moyen le plus simple est de soumettre à l'ébullition, pendant un quart d'heure environ, l'objet à stériliser. (*Note du traducteur.*)

dépend du poison paludéen insidieux et mystérieux, et les causes ci-dessus énumérées ne sont que les causes adjuvantes de ce poison, dans la genèse de ce mal ; elles doivent, pour la plus grande part, leur influence néfaste, à la prédisposition que l'organisme a déjà reçue de la mal'aria.

*Symptômes.* — La dysenterie commence habituellement par de la diarrhée qui se montre pendant quelques jours, ou seulement pendant quelques heures avec ses symptômes ordinaires. Dans quelques cas elle est très insidieuse dans son développement et ses progrès. Elle peut être si lente et si indolente, que pendant quelques jours et quelquefois pendant des semaines, le patient peut ignorer son mal. — *C'est pourquoi on ne doit jamais négliger ou traiter légèrement la diarrhée dans les climats tropicaux et paludéens.* Il n'est pas naturel que la diarrhée, à moins d'être entretenue intentionnellement par des médecines, dure plus de douze heures. D'une façon générale on ne devra pas la laisser continuer plus longtemps.

*Distinction entre la diarrhée et la dysenterie.* — Cependant dans la dysenterie, les selles sont, de prime abord et ordinairement, plus fréquentes que dans la simple diarrhée. Les selles sont moins copieuses, plus brûlantes et la douleur est plus constante. Presque invariablement il y a une sensation pénible de poids, un besoin qui n'est qu'apparent d'aller à la selle et des épreintes pénibles à l'anus. Ce dernier symptôme est caractéristique.

Les coliques ont un véritable caractère maladif et

elles siègent principalement autour du nombril. Les évacuations peu abondantes contiennent du sang et du mucus ; elles ont une apparence visqueuse et présentent une odeur particulièrement fétide. Les besoins sont fréquents, mais suivis de maigres évacuations.

La fièvre n'accompagne pas toujours cet état ; elle existe cependant à un certain degré habituellement. L'estomac est en général malade et le patient est faible, ayant de la répugnance pour toute sorte d'aliments. La langue est sale, rouge à la pointe et sur les bords ; quelquefois, non fréquemment, elle est peu naturellement nette et d'un rouge brillant.

*Traitement.* — Heureusement, nous avons dans l'ipécacuana un spécifique de la dysenterie, si le mal est pris à temps. Souvent même, dans des cas avancés et presque désespérés, cet inestimable médicament a arrêté ses progrès et a prévenu une terminaison funeste qui apparaissait comme prochaine. Ce remède est parfaitement sûr, et si on le prenait sur une fausse alarme du mal, il serait sans inconvénient ; bien plus, on en retirerait probablement un bénéfice. On objecte qu'il y a beaucoup à prendre et l'on craint de vomir. Mais avec de la persévérance et en suivant strictement les recommandations ci-dessous, le malade sera presque toujours assuré de garder le médicament.

*Comment on doit prendre l'ipécacuana dans la dysenterie.* — Se mettre au lit. S'abstenir de nourriture et de boisson pendant une heure ou deux avant de prendre la médecine, et quelques temps après l'avoir prise.

Placer un cataplasme de moutarde au creux de l'estomac, comme il a été dit à propos de la fièvre, ou encore un linge imbibé de quelques gouttes de chloroforme.

Prendre en même temps vingt à trente gouttes de laudanum de Sydenham, ou même de chlorodyne dans un peu d'eau.

Quand le calme se fait sentir, prendre vingt à quarante grains d'ipécacuana (1 gr. 30 à 2 gr. 60), avec deux à trois gouttes de chloroforme, ou vingt à trente gouttes d'éther chlorhydrique, suspendu dans un verre à bordeaux d'eau pure, que l'on peut aromatiser avec quelques gouttes d'absinthe, si l'on veut (21).

(21) J'ai donné la recette anglaise. Elle a pour moi le grave inconvénient de nécessiter l'emploi de drogues pharmaceutiques. En outre, la poudre d'ipéca se conserve mal dans la chaleur humide des tropiques. La racine d'ipéca a beaucoup moins de chances de s'altérer en flacons, dont le bouchon est séparé de la précieuse racine par une couche de coton stérilisé. — Je donne ici la recette de l'ipéca à la brésilienne, qui ne m'a jamais donné que des succès, administré dans la première période de la dysenterie.
On prend 8 à 10 grammes de racine d'ipéca grossièrement concassée au moment. On les met dans 400 grammes d'eau pure que l'on fait bouillir jusqu'à réduction de moitié. On filtre sur la passoire; l'on ajoute 60 grammes de sirop de gomme ou de sirop de café et l'on boit cette première médecine en trois fois, à jeun, à deux heures d'intervalle ou par cuillerées à soupe, d'heure en heure, comme une potion. — Le deuxième jour, le marc que l'on a eu soin de conserver, est remis dans 400 grammes d'eau, réduit par l'ébullition à 200 grammes, on édulcore et l'on prend de même en trois fois, à deux heures d'intervalle. — Le troisième jour, toujours avec le même marc, on recommence l'opération. — Après un jour de repos, on refera la même série d'opérations, mais avec 4 à 6 grammes de racine d'ipéca seulement. (Note du traducteur.)

Si l'ipéca est vomi, l'on attend deux heures et l'on essaie de nouveau, en réduisant la dose de moitié. On persévère en réduisant la dose au quart si c'est nécessaire.

Si l'ipéca est gardé, on répétera la dose de la même manière à six ou huit heures d'intervalle.

Dans la suite, on prendra une dose de 5 à 15 grains (0.35 cent. à 1 gr.) d'ipéca, chaque douze ou vingt-quatre heures pendant deux ou trois jours. Quand tous les symptômes aigus sont calmés, on prend de nouvelles doses de deux à trois grains (0,13 à 0,20 c.) chaque six heures dans la journée, avec 5 à 15 gouttes de chlorodyne. Cela peut être continué pendant trois autres jours.

*Après la constipation.* — La constipation succède quelquefois à la diarrhée après le traitement. Dans ces conditions c'est avec la plus grande réserve que l'on doit avoir recours aux purgatifs, et toujours on devra user des plus doux...!

*Autres remèdes.* — Si malheureusement l'ipéca ne pouvait être gardé en dépit de la persévérance dans les moyens sus-indiqués, on devra... user de cataplasmes chauds, qui soulageront toujours les coliques et les nausées; ou encore de petits lavements d'eau chaude, pure ou amidonnée, additionnée de 15 à 30 gouttes de laudanum, pour soulager les pénibles épreintes.

*Dans la convalescence.* — Durant la convalescence, il sera utile de recourir aux médicaments toniques...

Le régime est de première importance et devra

consister en aliments facilement assimilables et légers à l'estomac, pour donner à l'ulcération intestinale le plus grand repos possible.

*Nota.* — Les selles seront reçues dans un vase, dans lequel on aura laissé de l'acide phénique ou tel autre désinfectant. On les éloignera immédiatement; elles seront enterrées, ou détruites d'une autre façon (22).

*Régime pendant la période aiguë.* — Pas de viande; on pourra prendre un peu de poisson ou de poulet pendant l'état aigu. Pas de fruits, de pommes de terre ou autres légumes. Pas d'alcool, si ce n'est dans le cas d'une grande faiblesse, quand il est absolument nécessaire de soutenir les forces vitales pour traverser cette épreuve. Dans quelques cas, un peu de champagne par petites quantités à la fois, à de courts intervalles, aidera le malade à traverser la période critique; ou encore un peu de cognac, avec un œuf battu dans du lait chaud ou de l'eau.

---

(22) Un lait de chaux fait de un litre de chaux vive pulvérisée, éteinte dans quatre litres d'eau, est un excellent, en même temps qu'un économique désinfectant des selles dysentériques ou cholériques. — Il faut avoir soin d'agiter le mélange pendant une à deux minutes. — Les expériences de Pfuhl, gendre du docteur Koch, ont démontré que le komma-bacille ne résistait pas à ce mélange.

Le sulfate de cuivre est aussi un excellent désinfectant des selles, à la dose de 50 grammes par litre d'eau.

Enfin, l'acide chlorhydrique, à la dose de 2 pour 100 serait, d'après le docteur Drossback, le meilleur et le plus économique des désinfectants. Il n'y a pas de spores, selon cet auteur, qui résistent à la solution de 2 pour 100. — *In* Revue d'Hygiène, février 1893. — (*Note du traducteur.*)

Les aliments les plus convenables seront : le lait avec de l'eau de Seltz ou de la limonade au citron ; l'arrow-root, le tapioca, le sagou ; de bons bouillons bien dégraissés, des œufs crus battus dans du lait chaud ou de l'eau.

*Breuvages.* — Il faut boire modérément. Les meilleurs breuvages et les plus rafraîchissants sont : le jus d'un citron dans un grand verre d'eau, dans lequel on aura laissé dissoudre vingt à trente grains (1 gr. 30 à 2 gr.) de bicarbonate de soude ; une petite quantité de bordeaux avec de l'eau ; un peu de champagne et d'eau de Seltz ; ou une limonade acidulée et astringente, qu'on peut faire en ajoutant une cuillerée à café d'acide chlorhydrique *médicinal* dans un litre d'eau sucrée.

*Régime pendant la convalescence.* — Le retour au régime ordinaire doit être extrêmement graduel et le patient devra prendre de grands soins, encore pendant quelques semaines, après sa guérison apparente.

Les rechutes sont fréquentes et souvent elles sont fatales, si ces précautions sont négligées. Les ulcérations, *qui ne sont pas encore entièrement guéries*, peuvent de nouveau, par suite d'une imprudence, reprendre leur action ulcérative, reproduire les symptômes aigus, au dam et grand danger du malade.

*Hâte-toi lentement.* Donnez le temps à la nature et ne demandez pas à une partie du corps très affaiblie de reprendre entièrement et trop tôt ses anciennes fonctions.

DYSENTERIE CHRONIQUE. — Éloigner le malade des climats palustres. L'ipéca, la quinine et le fer sont les médicaments indiqués. Le régime du lait et une nourriture appropriée sont les adjuvants les plus importants au traitement médicinal (23).

## CHAPITRE VI.

### INSOLATION ET COUP DE CHALEUR.

Les cas d'insolation ou des affections qui sont la suite d'une exposition à une chaleur extrême, soit par l'action directe des rayons solaires, soit dans d'autres conditions, peuvent, à mon avis, se diviser en deux classes :

*i*) Cas où les symptômes paraissent simplement dus au choc nerveux ;

*ij*) Cas dans lesquels la congestion ou l'inflammation du cerveau ou de ses enveloppes sont les traits prédominants.

On comprend que cette division est quelque peu arbitraire et que les symptômes des deux classes sont souvent plus ou moins combinés, car les signes

(23) Toute médication est inutile, si elle n'est préjudiciable, dans les formes chroniques de la diarrhée et de la dysenterie des pays chauds. La diète lactée, sévèrement instituée, est la seule chance de salut qu'ait le malade. Elle ne produit tout son effet que si le lait est administré *absolument seul*. Le traitement varie de trois à six mois. C'est une question de vie ou de mort et le malade peut choisir presque à coup sûr. (*Note du traducteur.*)

de la congestion ou de l'inflammation du cerveau surviennent quelquefois dans les cas de la première classe.

*Symptômes du 1er degré.* — Dans ce degré, l'attaque est souvent soudaine, c'est un véritable coup d'assommoir. La victime, pendant la marche ou le travail, sous un soleil ardent ou dans une atmosphère confinée, tombe sans connaissance, ou subitement, ou après une courte période de chancellement et de vertige. — Le pouls est lent et petit, la respiration oppressée. La mort peut survenir sans que le malade ait repris connaissance, ou bien la réaction se produit, et une convalescence plus ou moins prompte s'établit. Souvent la prostration est grande et parfois la convalescence est longue.

*Traitement.* — Transporter rapidement le patient à l'abri du soleil, dans un endroit frais. Doucher la tête, le cou et la poitrine avec de l'eau froide. Si la réaction se fait et si la température (du malade) est élevée, réserver la glace ou les lotions fraîches pour la tête et le derrière du cou, et doucher le corps ou le plonger dans un bain à 90° ou 70° Farh. (32° à 21° cent.)..... S'il y a une tendance au collapsus, on pourra donner un peu de champagne, mais on doit éviter de donner des alcooliques.

Dans une forme moins sévère, un repos moins parfait dans une chambre obscure et fraîche, de l'eau froide sur la tête, de grands bains tièdes... formeront un traitement suffisant.

*Symptômes du 2e degré.* — Dans les cas du 2e degré,

les symptômes n'apparaissent pas d'ordinaire si soudainement que dans le 1ᵉʳ degré. Le patient aura probablement été, pendant quelques heures ou quelques jours, exposé à un soleil ardent, ou à une température élevée dans d'autres conditions (24). Il a été surmené physiquement ou peut-être tourmenté moralement. Il a peut-être eu recours imprudemment à l'alcool pour se donner du cœur à l'ouvrage.

Il commence à se sentir malade, il éprouve de violents maux de tête ; il ne peut dormir et il arrive à délirer. — La température s'élève ; le délire qui augmente, ou la stupeur avec des marmottages incohérents, indiquent la congestion ou l'inflammation des circonvolutions cérébrales. La mort est la terminaison habituelle. Mais, si parfois le patient échappe à l'attaque aiguë, il verra vraisemblablement se développer plus tard les plus sérieux accidents, tels que : incapacité du travail cérébral, perte de la mémoire, même il court le risque d'avoir des périodes de folie ou de tomber en démence complète.

*Traitement*. — Une chambre obscure et fraîche ; raser la tête et y tenir de la glace ou de l'eau froide constamment appliquée ; six sangsues derrière les oreilles… fomentations de moutarde aux pieds et aux jambes ; le drap mouillé ou le bain froid… soutenir les forces par des lavements nutritifs (25) ; *si le*

(24) Les chauffeurs des navires à vapeur, dans la traversée de la mer Rouge, par exemple, ou ceux qui remontent les fleuves de l'Ouest africain. (*Note du traducteur.*)

(25) Œufs battus dans du bouillon et du vin par parties égales. (*Note du traducteur.*)

*malade survit, il devra quitter les climats chauds et n'y retourner jamais ; il devra s'abstenir entièrement des alcooliques pour le restant de sa vie.*

# CHAPITRE VII.

## AFFECTIONS DE LA PEAU.

Furoncles. — Les personnes qui souffrent de furoncles présentent deux états de santé bien différents ;

*i*) Les forts, les nouveaux venus sanguins, qui transpirent abondamment, mangent beaucoup, et apportent peu de modération dans le boire, le manger et les exercices ;

*ij*) Ceux qui sont débilités par la fièvre, un long séjour dans les pays chauds ou par toute autre cause.

*Traitement.* — Le traitement constitutionnel de la première classe d'hommes consistera en..... réduction du régime.

Le second genre de malades sera justiciable des toniques, des stimulants, d'un bon régime et d'un peu de bon vin (bordeaux ou bourgogne).

*Traitement local.* — Si les furoncles sont peu nombreux (deux ou trois) et facilement accessibles, la prompte et fréquente application de la salive du patient, pendant les premiers jours, pourra en arrêter le développement ultérieur (26). En les badigeonnant avec de la teinture d'iode, on obtiendra parfois le même résultat. La pommade belladonée soulagera la douleur et limitera l'inflammation. Si les furoncles marchent vers la suppuration, un petit cataplasme chaud sera appliqué sur la pommade belladonée.

Quand le furoncle s'est ouvert, on fera application d'huile d'olives dans laquelle on aura fait dissoudre de l'acide phénique, 1 gramme pour 30 d'huile, ou bien encore de pommade à l'oxyde de zinc.

Si les furoncles sont très nombreux, on les badigeonne un à un avec la teinture d'iode et l'on applique la pommade belladonée à ceux qui sont plus avancés et plus douloureux.

ANTHRAX. — Cette affection est de la même nature que le furoncle, mais l'inflammation est beaucoup plus grande et destructive, la douleur beaucoup plus sévère et les retentissements sur la constitution beaucoup plus sérieux.

*Traitement.* — *On devra toujours, si possible, prendre l'avis d'un médecin.*

Le traitement général sera tonique... changer de climat.

*Traitement local.* — Pommade belladonée ; badigeonnages à la teinture d'iode répétés autour de la partie

---

(26) Je laisse à l'auteur la responsabilité de ce traitement, que pour ma part je trouve un peu primitif et rappelant les pratiques de la gent canine. (*Note du traducteur.*)

enflammée : cataplasmes chauds. Quand la matière
et l'escarre sont éliminées, on arrose les cataplasmes
d'huile phéniquée à 1 pour 30.

ECZÉMA. — Cette affection est commune entre les
tropiques et d'un traitement difficile. Elle apparaît
habituellement aux endroits du corps ou la transpiration est abondante et confinée, vers les régions pi-
leuses, telles que le scrotum et la partie interne des
cuisses voisine, les aisselles, les plis des coudes et
des genoux. Mais l'eczéma peut cependant s'étendre
beaucoup plus largement ou rester localisé ainsi.

*Aspect et symptômes.* — Il commence par de la rougeur, de la chaleur et de la démangeaison à la peau.
D'abord des papules dures (sortes de boutons), qui
deviennent bientôt vésiculeuses (contenant de l'eau)
et laissent échapper un liquide irritant. Plus tard
peuvent se former des croûtes et des ulcérations.

*Traitement.* — Comme traitement interne... Régime
doux. — Localement. Au début, quand la démangeaison est vive, lotionner avec de l'eau blanche, ou
enduire avec la pommade avec borate de soude et
glycérine. En dernier lieu on emploiera l'onguent
citrin ou l'acide tannique dans la glycérine (27).

HERPÈS. — C'est une affection de la peau occasion-
née par un parasite végétal ; elle apparaît au scrotum, autour des organes génitaux, à la partie interne
des cuisses, aux aisselles, etc.

(27) Voir l'appendice.

*Aspect et symptômes.* — Cette affection se présente sous la forme de boutons durs et faisant saillie ; la peau est rouge autour, mais elle peut être saine. Cette éruption *n'est pas humide* comme celle de l'eczéma : elle peut disparaître d'un endroit pour se porter dans un autre ; elle s'accompagne d'un prurit très incommode.

*Traitement.* — Éloigner les poils des parties affectées. Badigeonner légèrement les cercles (de vésicules) avec la teinture d'iode. Appliquer l'onguent citrin, ou la pommade au précipité blanc (28), ou l'huile phéniquée. Les feuilles pressées ou la sève d'un arbrisseau, connu par les Fantees sous le nom d'*Insempyi* (29), peuvent être employées en applications et sont très calmantes.

CRAW-CRAW (30). — C'est une façon de gale causée par un animal parasite. Elle est commune chez les indigènes, rare sur les peaux fines et blanches ; mais, comme elle est très contagieuse, les blancs peuvent en être infectés par le contact avec un naturel atteint. Le mal commence habituellement aux mains et aux poignets, mais il est aussi très possible qu'on le voie débuter par toute autre partie du corps.

(28) Voir l'appendice.

(29) (?) Peut-être le *Satia* (apocynées), ou le *Tilimengui* (légumineuses, *Erythrina senegalensis*), tous deux très en renom parmi les indigènes du Rio-Nunez, contre l'éléphantiasis et les maladies de la peau.

(30) On n'est pas fixé sur la nature de cette affection que l'on rencontre surtout à Sierra-Leone et les côtes de la Haute-Guinée. On a voulu en faire une filariose ; mais je penche pour l'hypothèse d'une maladie acarienne. (*Note du traducteur.*)

*Aspect et symptômes.* — Cette affection se présente sous la forme de groupes de papules, qui deviennent bientôt pustuleuses (c'est-à-dire contenant un liquide opalin), et finissent par se couvrir de croûtes et d'ulcérations, — résultat dû le plus souvent aux égratignures que se fait le patient. Elle s'accompagne d'une vive démangeaison.

*Traitement.* — La guérison peut être obtenue en lavant soigneusement les parties malades avec du savon phéniqué et de l'eau chaude, dans laquelle il y aura avantage à faire dissoudre un peu de soude ou de potasse. Après chaque lavage on appliquera la pommade soufrée ou la pommade au précipité blanc.

Les vêtements qui auront été en contact avec les parties malades seront ébouillantés, ou passés à l'étuve, ou soumis aux vapeurs sulfureuses.

VER DE GUINÉE (31). — Ce ver attaque rarement les blancs, à l'exception de ceux qui vont nu-pieds. Son siège favori est la cheville ou les parties voisines du pied ou de la jambe.

*Symptômes.* — Sa présence s'accompagne d'une inflammation et d'une douleur vive. Elle se révèle, soit par une petite ulcération circulaire, au centre de laquelle apparaît généralement la tête du ver, comme une petite tache d'un blanc jaunâtre, ou bien par une inflammation se développant dans les tissus sous-

(31) Filaire, ver de Médine, dragonneau. (*Note du traducteur.*)

cutanés ; un abcès se forme, s'ouvre ou est ouvert chi-
rurgicalement, et l'on tombe sur le ver.

*Traitement préventif.* — Ne marcher jamais pieds nus;
tenir la salle de bains propre et essuyée.

*Traitement local.* — Cataplasmes chauds, bains de
pieds chauds à l'eau de mer, renouvelés fréquemment, et d'une heure à deux de durée. On s'emparera
du ver aussitôt que possible en l'enroulant sur un bâ-
tonnet, sur une carte roulée ou sur un petit rouleau
de diachylum. En continuant les cataplasmes on en-
tortillera le ver, doucement, petit à petit, jour par
jour, jusqu'à ce que la queue crochue et effilée ait été
amenée au dehors.

*Il faut se garder de casser le ver :* une vive inflammation suivie d'ulcération peut être la conséquence de
cet accident, et les œufs (32) dispersés dans les tissus
occasionneraient plus tard au patient des retours pé-
riodiques du mal.

Après l'extraction du ver, l'ulcération sera rapidement guérie par de simples applications de pommade
ou d'huile phéniquée.

LA CHIQUE (PUCE DES SABLES) (33). — C'est un petit
insecte qui s'insinue sous la peau au voisinage des

---

(32) La filaire est ovovivipare ; les œufs sont éclos à la
sortie du corps de la mère et les petites filaires se présentent
enroulées sur elles-mêmes. Le ver se rencontre surtout aux
membres inférieurs, mais on en a observé à la face (Joubert) ;
à la mamelle (Cesilly) ; dans l'œil (Maurel). — Les indigènes
ont une grande habileté pour l'extraire. (*Note du traducteur.*)

(33) Puce chique (*Pulex penetrans*). (*Note du traducteur.*)

ongles des orteils, ou entre les doigts des pieds.

*Aspect et symptômes.* — La situation se révèle par la présence d'une petite tumeur, sorte de petite poche, sous la peau. Ce petit kyste (dans lequel se trouve la chique) est environ de la grosseur d'un tout petit pois et offre une couleur d'un bleu pâle ardoisé. Les démangeaisons sont abominables.

*Traitement.* — Le kyste doit être énucléé et il est essentiel de ne pas crever la poche. Les indigènes sont très habiles à cette petite opération. Elle consiste à détacher et extraire la chique dans son kyste, au moyen d'une aiguille émoussée ou de la pointe d'un canif.

Si la poche était ouverte, des cataplasmes arrosés d'huile phéniquée seraient encore les meilleures applications (34).

(34) Je crois devoir ajouter à cette courte revue des maladies parasitaires de la peau dans l'ouest Africain, les affections suivantes, décrites par nos médecins de la marine et très communes aussi :

Ver du Cayor (Larve de l'*Ochromya anthropophaga*). — Ver macaque, de la Guyane et des Antilles. — Il est probable que la mouche dépose ses œufs sur la peau, à laquelle les fait adhérer une matière fortement agglutinative. La maladie n'est pas spéciale aux indigènes et se rencontre chez le blanc. Au début, prurit léger, — puis rougeur et douleur comme s'il s'agissait d'un furoncle ; — sensations de piqûres surtout le matin et le soir ; — au bout de trois ou quatre jours, la pointe s'ouvre et laisse échapper de la sérosité ; — vers le huitième jour, la larve sort spontanément ; — la larve est olivaire, blanchâtre, de 5 millimètres de diamètre, sur 10 à 12 de longueur. — L'insecte est une mouche d'une teinte gris jaune ; la tête de couleur plus foncée, parsemée de poils noirs ; le thorax gris testacé avec deux bandes longitudinales noirâtres, portant des poils noirs raides sur les côtés ; l'abdomen plus jaune

# CHAPITRE VIII.

## FIÈVRE JAUNE.

*Caractères.* — La fièvre jaune est :

a) Une fièvre continue épidémique.

b) Une fièvre infectieuse.

avec des taches noires en arrière ; les pattes d'un jaune testacé ; la taille varie de 8 à 10 millimètres.

*Traitement préventif.* — Éviter de se coucher sur le sable et même de s'y asseoir. — Éviter de dormir sans moustiquaire.

*Traitement curatif.* — Ouvrir légèrement la tumeur et extraire la larve avec une pince à artères. Lavage et pansement antiseptiques.

LARBISCH. — M. Béranger-Féraud a décrit sous ce nom indigène une affection très probablement de nature acarienne.

Les malades présentent des sillons sous-épidermiques d'une étendue considérable, de 4 à 6 centimètres de long, comparables en tout à d'énormes sillons d'acarus de la gale, qui sont le siège de vives démangeaisons. Celles-ci augmentent pendant la soirée et la nuit et il n'est pas rare de trouver, à la visite du matin, un nouveau sillon de 3 centimètres et plus de longueur fait pendant la nuit. L'extrémité du sillon paraît distendue par un peu de sérosité. — Le parasite n'a pu être isolé.

*Traitement.* — Badigeonner avec une solution de 3 grammes de bichlorure de mercure dans 150 grammes d'eau alcoolisée. (Très toxique.)

RAMIGNEY. — Le même auteur a décrit sous ce nom une affection bizarre et probablement aussi de nature parasitaire de la peau.

Elle est constituée par une ou plusieurs pustules apparaissant sur les parties découvertes du corps. Les noirs du Sénégal l'attribuent à la piqûre des moustiques dont la trompe a acquis des propriétés venimeuses en plongeant dans les fleurs du mil.

Les symptômes sont : d'abord une vive démangeaison ; —

*c*) Une fièvre d'un seul paroxysme, se terminant par la mort ou la convalescence.

*d*) Une fièvre dont une première atteinte préserve presque infailliblement d'atteintes ultérieures.

*Par ces traits marquants elle diffère du tout au tout des fièvres paludéennes déjà décrites.*

Une altitude de 3,000 pieds au-dessus de la mer mettrait, pensait-on, à l'abri de ses atteintes; mais il faut reculer cette limite à 4,000 pieds d'altitude (35).

*Symptômes.* — Je ne ferais que brouiller les idées

---

puis une papule dure, rouge, de la grosseur d'une lentille ; — vers le cinquième jour, la rougeur du pourtour s'étend, tandis que le bouton blanchit et se transforme peu à peu en pustule ; — cette pustule peut acquérir 2 centimètres de diamètre, tandis que l'auréole inflammatoire peut atteindre 10 centimètres de diamètre ; — il y a quelquefois des traînées de lymphangite le long des membres ; la douleur va en augmentant jusque vers le douzième ou le quinzième jour ; — elle provoque rarement la suppuration et la période de déclin s'accuse par une desquamation furfuracée dans les points simplement enflammés, par une escarre d'un blanc argenté d'abord, puis brune, puis noire au niveau initial de la piqûre. — Quand il n'y a pas eu de suppuration, la cicatrice reste rouge et lisse après la chute de l'escarre. — Mais quelquefois il se forme un liquide louche, brun, sorte de putrilage, situé sous l'escarre, et celle-ci alors laisse une cicatrice indélébile, comparable à celle d'une brûlure.

*Traitement.* — Cataplasmes émollients arrosés d'eau boriquée saturée. — Pommade belladonée. — Si la suppuration s'établit, lavages et pansements antiseptiques. — Repos au lit. (*Note du traducteur.*)

(35) Une moindre altitude suffit. Le camp Jacob à la Guadeloupe, à 450 mètres au-dessus du niveau de la mer, n'a jamais connu la fièvre jaune, que par des cas sporadiques venus de Basse-Terre, qui s'éteignaient sur place, sans se propager. (*Note du traducteur.*)

des lecteurs non médecins, pour qui ce petit livre a été écrit, si j'essayais de décrire les différents types de la fièvre jaune et leurs symptômes. J'énumérerai simplement et brièvement les phénomènes le plus constamment observés et les plus distinctifs.

Ce sont : Attaque soudaine. Marche rapide. Les premiers symptômes rappellent ceux du commencement de la fièvre rémittente, mais ils s'en distinguent par un mal de tête exceptionnellement sévère, localisé au front et entre les yeux. Une atroce douleur de reins. Vive sensibilité et douleur au creux de l'estomac. Les premiers vomissements sont aqueux ou légèrement teintés (de bile). Tant que la fièvre augmente, les yeux sont larmoyants, injectés et rouges. La langue est couverte de saburres blanches et épaisses, marquées de bandes noirâtres et longitudinales ; les bords et la pointe en sont rouges. Constipation opiniâtre. Les urines sont rares ou presque complètement supprimées. Les vomissements deviennent bilieux et sanglants. Des suintements de sang apparaissent par le nez, les gencives, ou des hémorragies se font dans l'intestin, parfois aux trois endroits à la fois. A ce moment le délire est la règle.

Cette première période se termine par une période dite de rémission, où les symptômes diminuent graduellement de sévérité ; l'estomac devient moins irritable ; les urines réapparaissent, le cerveau se dégage et la convalescence peut survenir.

Mais, d'autres fois, les symptômes reprennent avec plus d'intensité, les vomissements deviennent noirs, sanguinolents, de couleur marc de café (vomissement noir), et la victime meurt dans un paroxysme de délire furieux, ou tombe dans la stupeur, le coma et la mort.

*Traitement.* — *Précautions et prévention.* — Une stricte observance des règles quarantenaires. Suivre attentivement les prescriptions touchant le régime, qui ont été précédemment faites, éviter spécialement les liqueurs alcooliques. S'il est nécessaire de recourir aux stimulants, ne prendre rien autre qu'un peu de bon bordeaux ou de champagne. Se retirer s'il est possible dans les hauteurs. Ne pas se laisser gagner par la peur et s'imaginer que chaque indisposition est le prélude de la fièvre jaune ; ni d'autre part s'accuser sans cesse de négligence coupable ou imbécile dans les mesures de précaution.

On tiendra les intestins libres et les fonctions digestives en bon état.

*Traitement palliatif.* — On calmera les vomissements par des applications de cataplasmes de moutarde au creux de l'estomac, de l'eau de Seltz et de petits morceaux de glace dans la bouche. La suppression des urines et la douleur des reins seront combattues par des fomentations chaudes et des cataplasmes sur les lombes. On peut essayer le drap mouillé (36).

(36) De récents travaux ont prouvé la propriété qu'a l'acide citrique d'arrêter les pullulations microbiennes et les fermentations. De temps immémorial le citron, *intus et extra*, a fai le fond du traitement des mauvaises fièvres et de la fièvre jaune en particulier, par les bonnes femmes indigènes des Antilles, limonades citronnées, frictions continues sur tou le corps avec du jus de citron. Comme nous sommes désarmés contre le typhus amaril et qu'aucun alcaloïde n'a fait ses preuves, je dirai plus, que tous sont nuisibles, je conseille de

# CHAPITRE IX.

## CHOLÉRA.

Le choléra n'est pas une maladie endémique à la Côte ouest de l'Afrique, mais c'est la maladie dominante de l'Inde et des autres pays tropicaux de l'orient.

*Caractères.* — Les meilleures autorités affirment la non-contagiosité du choléra; mais comme il apparaît sous forme d'épidémie, et que, dans le domaine où il sévit, tout membre de la communauté humaine peut en être frappé, il est de peu d'importance, pour le public extra-médical, de savoir si la contagion est directe d'homme à homme, ou si elle s'effectue par un mode d'infection moins direct.

Le fait patent, c'est que ceux qui sont en contact immédiat avec les cholériques, ceux qui les soignent ne courent pas de plus grands risques que les gens d'un voisinage moins immédiat. Ce fait peut et doit inspirer la confiance, encourager l'assistance mu-

s'en tenir au traitement des négresses de la Martinique, dont j'ai vu, pour ma part, les meilleurs résultats.

Bains froids à 24° environ, répétés toutes les 3 ou 4 heures, selon les indications du thermomètre, limonade au citron, frictions générales au jus de citron, quelques simples indigènes, la citronnelle, l'aya-pana, auxquels j'ajouterai les grands lavements d'eau froide toutes les heures, dans l'intervalle des bains. (*Note du traducteur.*)

tuelle et prévenir la panique inspirée par un lâche égoïsme.

*Symptômes.* — L'attaque peut être très soudaine ; habituellement, cependant, elle est annoncée par de pénibles sensations dans l'estomac et par la diarrhée.

Quand le mal révèle sa nature, la diarrhée survient constamment ; les selles sont copieuses et d'une couleur particulière qui rappelle celle de l'eau dans laquelle du riz aurait bouilli. Les vomissements sont constants et les matières vomies sont comme des eaux sales ou laiteuses. Puis surviennent des crampes dans les jambes, les bras, les doigts des mains et des pieds et dans l'abdomen. Les urines se font rares ou se suppriment. Le corps devient insensible et froid ; la température dans la bouche ou sous le bras tombe au-dessous de la normale 37. La face est grippée, la parole hésitante, le pouls faible et parfois ne se fait plus sentir au poignet.

Une seconde période succède : les selles et les vomissements diminuent d'abondance et de fréquence, mais les forces vitales tendent à défaillir. La température du corps baisse encore ; une sueur froide le couvre. La face et le reste de la peau prennent une apparence livide. Le patient tombe dans une insensibilité apparente, à moins que les crampes ne l'éveillent douloureusement de sa torpeur.

A cette période la mort survient habituellement.

(37) Mais la température rectale ou vaginale est supérieure à la normale, et cette hyperthermie dure encore deux heures après la mort. (*Note du traducteur.*)

Mais la réaction peut se produire : les fonctions des
reins et du foie se rétablissent alors lentement, la
température se relève et le malade peut se remettre
rapidement ou d'une façon graduelle.

*Traitement. — Précautions sanitaires.* — Tout le
monde s'accorde à reconnaître le danger des excrétions intestinales, comme à en faire la source de la
propagation du mal. C'est pourquoi les selles seront
reçues dans un vase contenant une forte solution
phéniquée ou un autre désinfectant et enterrées pro-
fondément, ou, pour plus de sûreté, détruites par le
feu...

Pendant une épidémie de choléra, toute diarrhée
sera promptement réprimée au moyen de la chlorodyne (38), ou du bismuth et du laudanum.

*Pendant l'attaque.* — Prendre quarante gouttes de
chlorodyne et répéter cette dose deux heures après
si les selles et les crampes persistent. Subséquem-

---

(38) La chlorodyne anglaise est une excellente et très sûre
préparation. Nous n'en connaissons pas la composition exacte,
es remèdes secrets étant tolérés dans la libre Angleterre. J'en
donne ci-dessous une formule qui m'a rendu des services.

| | | |
|---|---:|---|
| Chloroforme . . . . . . . . | 30 | gr. |
| Éther sulfurique. . . . . . . | 20 | » |
| Acide perchlorique . . . . . . | 30 | » |
| Teinture de cannabis indica. . . . | 20 | » |
| Teinture de capsicum annuum. . . | 30 | » |
| Chlorhydrate de morphine . . . . | 10 | » |
| Acide cyanhydrique au 24°. . . . | 10 | » |
| Huile essentielle de menthe poivrée. | 30 | » |
| Mélasse pure . . . . . . . . | 200 | » |

**Mêlez s. a.** — Dose : de 5 à 30 gouttes. — Dounon. —
*In Arch.* de médecine navale. (*Note du traducteur.*)

ment on pourra absorber de nouvelles doses, de dix gouttes, toutes les deux ou trois heures.

Si... les vomissements ne permettent pas de garder les médicaments. passer un lavement chaud avec une once d'amidon, dans lequel on aura laissé tomber trente à quarante gouttes de laudanum, et renouveler ce moyen tant que les symptômes le demanderont...

L'injection sous-cutanée de morphine est peut-être le meilleur mode d'administrer l'opium ; mais ce moyen est rarement à la portée des personnes en dehors de notre profession.

On pourra donner aussi, avec avantage, de la glace à sucer. Sur le creux de l'estomac, on aura le choix entre des applications de cataplasmes de farine de lin, saupoudrés de moutarde ou arrosés de chloroforme. Sur les lombes et l'abdomen on fera continûment des fomentations chaudes. On ne donnera les stimulants alcooliques que si le malade tombe en faiblesse. On peut essayer d'administrer un peu de bicarbonate de soude et de bismuth dans du champagne frappé.

Dans le collapsus (faiblesse), plonger le malade dans un bain de moutarde chaud, — ou bien lui appliquer sur le corps des flanelles trempées dans de l'eau chaude, après les avoir tordues pour les exprimer, ou encore couvrir son corps de sinapismes, — ou enfin lui donner du cognac par la bouche et l'intestin.

# APPENDICE.

THERMOMÈTRE CLINIQUE. — Le thermomètre clinique devra être à *maxima*. L'index ne devra pas pouvoir descendre dans la boule. Avant de s'en servir on s'assurera que l'index est au-dessous de 98° Farh.

Le mieux est de prendre la température sous la langue (39), la bouche close, mais elle peut être prise aussi dans le creux de l'aisselle. Le thermomètre sera gardé deux minutes au moins dans la bouche, ou cinq minutes dans le creux de l'aisselle. Le point de l'échelle auquel s'arrète l'index indiquera la température du corps.

La température normale en santé ne doit pas excéder 98° 5 Farh. (37° centigr.); — 99° Farh. indiquent un mal imminent, et 100° Farh. (37°8) indiquent la fièvre (40).

LE BAIN FROID DANS LA FIÈVRE. — Je n'ai pas mentionné cet agent dans mes précédentes remarques, car c'est évidemment un dangereux remède entre des mains inexpérimentées. Toutefois il est des cas où je pense qu'un homme, n'appartenant pas à notre

---

(39) La température rectale est plus sûre. (*Note du traducteur.*)

(40) Ces chiffres seraient trop bas pour la température rectale, qui peut être considérée comme normale de 37°2 à 37°5 ; au delà, c'est de la fièvre. (*Note du traducteur.*)

profession, serait pleinement justifié de l'emploi de ce moyen comme d'une ressource extrême quand les autres ont fait défaut, alors que la vie d'un camarade est en danger et que l'assistance médicale n'est pas à sa portée.

Ces cas se présentent quand, malgré les autres traitements, la température demeure très élevée, — 105° Farh. (40°, 55) ou plus haute — pendant une longue période et qu'en conséquence les forces faiblissent rapidement.

Dans telle conjoncture, je conseille de remplir, autant que possible, une large cuve avec de l'eau froide. Le patient y sera plongé complètement, pour baigner tout son corps, tandis que sa tête sera douchée d'eau froide. Il devra rester dans le bain de dix à treize minutes selon l'effet produit, qu'on jugera d'après le pouls et ses sensations.

Au sortir du bain, le patient promptement couché, sera frictionné avec une serviette chaude ou un drap et replacé dans son lit. On l'enveloppera d'une couverture, mais on se gardera d'entasser sur lui des vêtements après le bain froid. — Ce traitement permettra souvent de sauver la vie du malade et de l'arracher pour ainsi dire aux bras de la mort. En général, le bain abaisse la température de deux ou trois degrés Farh. Il sera nécessaire de le répéter si la température remonte aussi haut, ou presque aussi haut qu'avant le bain.

Naturellement un si puissant remède devra être employé avec précaution, mais je pense qu'on devra l'essayer dans tous les cas que j'ai indiqués, quand autrement la mort serait inévitable.

4

L'ÉQUIPEMENT. — I. — *Articles requis pour les employés du Gouvernement et pour ceux qui n'en sont pas pourvus par les patrons qui les emploient.*

Un lit et sa literie ; contenant couvertures, oreillers, etc.

Un appareil à douche.

Une chaise d'aisance.

Une lampe.

Des ustensiles de cuisine.

Un service de table.

Des couteaux et des fourchettes.

Des filtres, — un par quartier, pouvant tenir un demi-gallon (41) ; et un filtre de poche pour les tournées. Avoir soin de prendre des filtres que l'on peut aisément nettoyer et renouveler soi-même. Les filtres au charbon, ou au charbon et au fer spongieux, sont les meilleurs (42).

II. — Les employés du Gouvernement agiront sagement en se précautionnant des substances marquées d'un astérisque. — Ces médicaments et les autres ci-dessous indiqués leur seront souvent demandés par les missionnaires et d'autres, privés de médecins ou trop éloignés de toute assistance médicale (43).

---

(41) Le gallon vaut 4 litres 54 centilitres. (*Note du traducteur.*)

(42) Ajoutons nos filtres Chamberland fixes et portatifs. (*Note du traducteur.*)

(43) Nous avons fortement écourté cette liste et l'avons modifiée ainsi que les indications des doses et les formules. (*Note du traducteur.*)

* Un ou deux thermomètres à *maxima*.

* 3 flacons de 30 gr. de sulfate de quinine et 2 boîtes de cachets médicamenteux. — Dose : 0 gr. 30 à 1 gr.

* 60 gr. de chlorodyne anglaise (Collis Browne's.) — Dose : 5 à 30 gouttes.

* 30 gr. de chloroforme. — Dose : 1 à 3 gouttes.

* Éther chlorhydrique. — Dose 10 à 30 gouttes.

Acétate d'ammoniaque (Esprit de Mindererus). — Dose : une cuillerée à café dans de l'eau, pour favoriser la transpiration.

* Bicarbonate de soude, 60 gr. — Dose : 1 à 3 gr.

Sous-nitrate de bismuth, 60 gr. — Dose : de 1 à 2 gr.

* Crème de tartre soluble. 1,000 gr. — Dose : de 10 à 20 gr. par litre, pour tisane.

Rhubarbe. 60 gr. — Dose : 0 gr. 20 à 0 gr. 60.

Calomel, 30 gr. — Dose : 0 gr. 05 à 0 gr. 35.

* 200 pilules selon la formule de Segond (contre a dysenterie). — Dose : 2 à 6 gr. par jour, après l'ipéca à la brésilienne.

* Racine d'ipéca, 150 gr. — Dose : 6 à 12 gr.

* Poudre d'ipéca comme vomitif, 50 gr. — Dose : 1 gr. à 1 gr. 50.

* Teinture d'iode, 30 gr. — Pour l'usage externe.

* Citrate de magnésie granulé effervescent. — 2 flacons. — Dose 1 à 3 cuillerées à soupe dans de

l'eau. (Rafraîchissant à la première dose. Purgatif à la seconde dose.)

* Un verre gradué.

* Un compte-gouttes.

* Une balance et des poids de pharmacie.

* Un appareil pour lavements (44).


FORMULES


## Mixture contre l'engorgement du foie.
Prenez :

| | | | |
|---|---|---|---|
| Chlorure d'ammonium . . | 2 drachmes | ( 7 gr. | 776) |
| Suc d'herbes . . . . . . . | 1 once | ( 28 » | 34) |
| Ether chlorhydrique . . . | 2 drachmes | ( 7 » | 776) |
| Eau pure . . . . . . . . | 7 onces | (198 » | 38) |

(44) Ajoutons : Bichlorure de mercure, 10 grammes, *pour l'usage externe*. 25 centigrammes dans un litre d'eau pure alcoolisée forment le meilleur et le plus sûr des antiseptiques pour pansements ou injections, et des antiparasitaires.

En outre, on devra se pourvoir de tout ce qui est nécessaire pour un pansement antiseptique :

Iodoforme pulvérisé, 30 à 50 grammes.

Gaze boriquée ou iodoformée en petits paquets.

Coton aseptisé en petits paquets.

Bandes en tarlatane boriquées.

Acide phénique cristallisé, 100 gr. — Solution faible 25 pour 1000; solution forte 50 pour 1000. U. E.

Acide borique, 1 kilogr. Faire dissoudre à chaud, 30 gr. par litre; pour lavages et pansements.

Alun, 1 kilogramme. Pour clarifier les eaux avant de les filtrer; dix à quinze centigrammes par litre.

Moutarde en farine et en feuilles.

Graine de lin. (*Note du traducteur.*)

Dissoudre le chlorure d'ammonium dans l'eau, puis ajouter les autres substances. — Dose : la huitième partie de cette mixture répétée trois fois par jour.

Les pilules antibilieuses suivantes sont de ma composition.

Prenez :

| | |
|---|---|
| Calomel | 1 gr. 50 |
| Ipéca pulvérisé | 0 » 75 |
| Extrait de rhubarbe | 4 » 60 |
| Extrait de jusquiame | 2 » 30 |
| Huile essentielle de lavande | 48 gouttes. |

Mêlez et f. s. a. 48 pilules, enrobées de gélatine ou d'albumine.

Dose : deux à trois par jour, suivant l'occasion.

### *Limonade à la crème de tartre.*

| | |
|---|---|
| Prenez : Crème de tartre | 30 gr. |
| Eau bouillie | 1 litre. |

Faites dissoudre et ajoutez le jus de deux citrons et du sucre.

Pour boire à volonté dans la fièvre.

### *Onguent citrin.* V. E.

| | |
|---|---|
| Mercure métallique | 4 gr. |
| Acide nitrique | 8 » |
| Glycérine | $\left.\begin{array}{c} \\ \end{array}\right\}$ āā 40 gr. |
| Axonge benzoïnée | |

Contre l'eczéma. En appliquer une petite quantité deux fois par jour.

*Pommade soufrée* (Formule d'Helmerick), contre le craw-craw.

### *Pommade au précipité blanc*

| | |
|---|---|
| Précipité blanc. . . . . . . . . . . . . . | 1 gr. |
| Huile d'amandes douces. . . . . . . . . | }
| Axonge benzoïnée . . . . . . . . . . . . | } āā 10 gr. |

Contre l'herpès et le craw-craw.

### *Liniment au borax.*

| | |
|---|---|
| Borax . . . . . . . . . . . . . . . . . | 8 gr. |
| Glycérine . . . . . . . . . . . . . . . | 20 » |
| Huile d'amandes douces. . . . . . . . | } 10 » |
| Vaseline. . . . . . . . . . . . . . . . | } |

Contre les bourbouilles et l'eczéma à toutes les périodes (45).

(45) Un excellent topique contre les furoncles, anthrax et, en général, contre toutes les suppurations cutanées, est le suivant :

| | |
|---|---|
| Acide phénique cristallisé neigeux . . . . . . | 1 gr. |
| Huile d'amandes douces pure. . . . . . . . | 10 » |

Faire dissoudre en chauffant, sans ajouter d'alcool.

Contre l'eczéma rebelle, je conseille le glycéré suivant (formule de Unna) :

| | |
|---|---|
| Oxyde de zinc . . . . . . . . . . . | 50 gr. |
| Acide salicylique. . . . . . . . . . . | 15 » |
| Amidon. . . . . . . . . . . . . . . | } 2 » |
| Glycérine. . . . . . . . . . . . . . | } |
| Eau . . . . . . . . . . . . . . . . | 75 » |

M. et faites cuire. (*Note du traducteur.*)

Les mixtures peuvent être préparées au moment du besoin. Les pommades seront préparées par un pharmacien et divisées en de petits pots bien clos.

Les médicaments seront méthodiquement rangés dans un petit coffre ou une boîte. Chaque bouteille et chaque paquet seront distinctement et soigneusement étiquetés avec leur nom, leur action, leur dose et leur mode d'administration ou d'application.

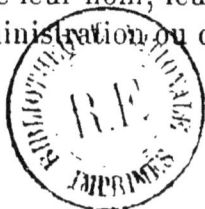

# TABLE DES MATIÈRES

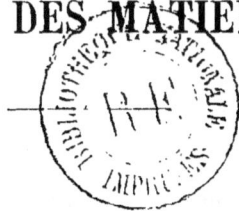

TABLE DES MATIÈRES

## Chapitre VIII

## Chapitre IX

## Appendice

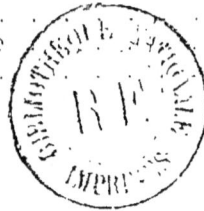

# A LA MÊME LIBRAIRIE

ARCHIVES DE MÉDECINE NAVALE ET COLONIALE. — Recueil fondé par le Cte de CHASSELOUP-LAUBAT, ministre de la Marine et des Colonies, publié sous la surveillance de l'inspection générale du service de santé. Les *Archives de médecine navale et coloniale* paraissent le 15 de chaque mois, par cahier de 80 pages, figures dans le texte et planches hors texte.

France et Algérie.. 14 fr. | Étranger........ 17 fr.

*Les abonnements partent du 1ᵉʳ janvier de chaque année et ne sont reçus que pour un an.*

BÉRENGER-FÉRAUD (L.-J.-B.) président du Conseil de santé de la Marine, membre correspondant de l'Académie de médecine. — **Traité théorique et clinique de la dysenterie**. Diarrhée et dysenterie aiguës et chroniques. 1 fort volume in-8° de 800 pages.. 12 fr.

BÉRENGER-FÉRAUD (L.-J.-B.). — **Traité clinique des maladies des Européens aux Antilles** (Martinique). 2 vol. in-8° de 1,193 pages................. 16 fr.

BÉRENGER-FÉRAUD (L.-J.-B.). — **Traité théorique et pratique de la fièvre jaune.** 1 vol. grand in-8° de 900 pages............................ 14 fr.

BERTRAND (L.-E.), professeur d'hygiène à l'Ecole de Brest, et J. FONTAN, professeur d'anatomie à l'école de Toulon. — **De l'entérocolite endémique des pays chauds**, diarrhée de Cochinchine, diarrhée chronique des pays chauds, etc., etc. 1 vol. in-8° de 450 pages, avec figures dans le texte et planches en couleurs hors texte .................................. 9 fr.

BUROT (P.), médecin de 1ʳᵉ classe de la Marine. — **De la fièvre dite bilieuse inflammatoire à la Guyane.** Applications des découvertes de M. PASTEUR à la pathologie des pays chauds. 1 vol. in-8° de 535 p., avec 5 planches hors texte, dont une coloriée....... 10 fr.

# A LA MÊME LIBRAIRIE

CORRE (A.), médecin de 1re classe de la marine, professeur agrégé à l'École de Brest. — **Traité clinique des maladies des pays chauds.** 1 vol. grand in-8° de 870 pages avec 50 figures dans le texte............ 15 fr.

CORRE (A.). — **Traité des fièvres bilieuses et typhiques des pays chauds.** 1 beau volume in-8° de près de 600 pages, avec 35 tracés de température dans le texte................................. 10 fr.

CORRE (A.). — **De l'étiologie et de la prophylaxie de la fièvre jaune.** In-8° avec une planche en couleur........................... 3 fr. 50

CORRE (A.) et LEJANNE. — **Résumé de la matière médicale et toxicologique coloniale.** 1 vol. in-8° de 200 pages avec figures dans le texte....... 3 fr. 50

JOUSSET (A.), ancien médecin de la marine. — **Traité de l'acclimatement et de l'acclimatation.** 1 beau vol. in-8° de 450 pages, avec 16 planches hors texte........................... 10 fr.

MAUREL (E.), médecin principal de la marine. Contribution à la pathologie des pays chauds. **Traité des maladies paludéennes à la Guyane.** In-8°, 212 pages................................. 6 fr.

MAUREL (E ). — **Recherches microscopiques sur l'étiologie du paludisme.** 1 vol. in-8° de 210 pages, avec 200 figures dans le texte............... 6 fr.

MOURSOU (J.), médecin de 1re classe de la marine. — **De la fièvre typhoïde dans la marine et dans les pays chauds.** 1 vol. in-8° de 310 pages....... 6 fr.

ORGEAS, médecin de la marine. — **Pathologie des races humaines et le problème de la colonisation.** Études anthropologiques et économiques. 1 vol. in-8° de 240 pages...... .......... ..... 9 fr.

TREILLE (G.), médecin en chef de la Marine. — **De l'acclimatation des Européens dans les pays chauds.** 1 vol. in-18........... .......... 2 fr.

Paris. — Imprimerie F. Levé, 17, rue Cassette.